Dr. med. Karl Pflugbeil
Dr. med. Irmgard Niestroj

Die Vital-Plus-Diät

So geben Sie Ihrem Leben mehr Vitalität

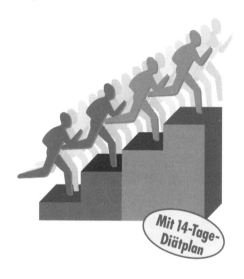

Mit 14-Tage-Diätplan

D1617970

Herbig
Gesundheitsratgeber

Gedruckt auf chlorfrei gebleichtem Papier

© 1994 F. A. Herbig Verlagsbuchhandlung GmbH, München
und Script Medien Agentur GmbH, Grünwald
Alle Rechte vorbehalten
Umschlag: Adolf Bachmann, Reischach
Diagramme: Franz Ebentheuer, München
Herstellung: VerlagsService Dr. Helmut Neuberger
& Karl Schaumann GmbH, Heimstetten
Satz: Filmsatz Schröter GmbH, München
Gesetzt aus: 11 Punkt Optima
Druck und Bindung: Jos. C. Huber, Dießen
Printed in Germany
ISBN 3-7766-1834-5

Inhalt

1
Viele Deutsche sind unterernährt

Unterernährt? Die Feststellung klingt überraschend. Trotz Wirtschaftsflaute und Arbeitslosigkeit – hungern muß bei uns wirklich niemand. Dennoch hat die Behauptung, viele Deutsche seien »unterernährt«, ihren Sinn. Natürlich fehlt es uns nicht an ausreichender Nahrung. Jeder wird satt, niemand braucht zu darben. Die Klage, die wir seit den tatsächlichen Hungerjahren nach dem Krieg unentwegt hören, lautet vielmehr umgekehrt: Die Deutschen essen zuviel, der Kalorienverbrauch liegt um ein Gutteil über dem physiologischen Bedarf, jeder zweite Erwachsene hat Übergewicht, die Folgen dieser Überernährung manifestieren sich in zahlreichen Krankheiten, das Wort vom »Selbstmord mit Messer und Gabel« macht schon lange die Runde ... Warum also »unterernährt«?
Die Erklärung ist nicht schwer. Ernährung ist nicht nur eine Frage des Sattwerdens, der ausreichenden Energieversorgung. Daran herrscht, wie gesagt, kein Mangel. Darauf allein kommt es aber nicht an. Denn genauso wichtig ist es, *was* wir essen, ebenso auch, *wie* wir essen und *wie* wir unsere Nahrung zubereiten. Und hier werden so viele »Ernährungssünden« begangen, daß weite Teile der Bevölkerung essentielle Nährstoffe trotz Überernährung nicht in ausreichendem Maße zu sich nehmen. Trifft das

über lange Zeiträume zu und ist eine zu einseitige Ernährung der dauerhafte Regelfall, so entstehen tatsächlich Mangelsituationen, die einer Art Unterernährung gleichzusetzen sind. »Die nationale Verzehrsstudie«, die 1992 herausgegeben wurde und die sich mit den Ergebnissen einer großangelegten repräsentativen Umfrage beschäftigt, gibt bemerkenswerte Erkenntnisse wieder. Hier einige gravierende Beispiele:

Die Deutschen essen zwar zu fett und zu eiweißreich. Aber sie verzehren im Durchschnitt zu wenig Kohlenhydrate.

Speziell bei Brot, Kartoffeln, Reis und Teigwaren, aber auch bei Milch und Milchprodukten liegt der Verzehr weit unter den Mengen, die für eine ausgewogene Ernährung nötig sind.

Vor allem bei Jugendlichen fällt ein zu hoher Zuckerkonsum auf.

Der Alkoholanteil an der Ernährung ist zu hoch.

Eine besondere Hauptrisikogruppe sind die jungen Frauen. Sie essen zu wenig, woraus auch eine Unterversorgung mit vielen Vitaminen und Mineralien resultiert. So kommt bei mehr als 50 Prozent dieser Gruppe die Eisenversorgung zu kurz.

Alle Altersgruppen beziehen zu wenig Calcium aus der Nahrung.

Die Zufuhr verschiedener Vitamine – z. B. Riboflavin, B_6, Folsäure – liegt größtenteils unter der empfohlenen Menge. Von den 19–35jährigen Frauen erhalten sogar 99 Prozent zu wenig Folsäure, bei den Männern sind es 97 Prozent.

Das sind, wie gesagt, nur Beispiele. Eine Vielzahl von Einzelstudien läßt eine ganze Reihe weiterer gravierender Mängel erkennen. So muß man allgemein davon ausgehen, daß unsere Ernährungsgewohnheiten etwa zu einem deutlichen Mangel an den Mineralien Magnesium, Eisen, Jod, Zink sowie an den Vitaminen A, B, C und E führen. Dazu kommen die vielen Fälle, in denen kleinere Bevölkerungsteile mit diesen oder jenen »Vitalstoffen« unterversorgt sind.

Noch etwas verdient unsere genaue Beachtung. Wenn über Bedarf und Versorgung mit Vitaminen, Mineralstoffen und Spurenelementen referiert wird, sind in der Regel sog. Mindestmengen oder Mindestempfehlungen genannt. Hierbei handelt es sich, wie schon der Name sagt, um Mengenangaben, die gewissermaßen an der Untergrenze einer normalen Versorgung liegen. Werden diese Werte langfristig unterschritten, besteht immer die Gefahr einer gesundheitlichen Beeinträchtigung oder sogar Schädigung. Drei häufige Beispiele von Vitaminmängeln erläutern das:

Ein Vitamin-A-Mangel fördert die besonders von Autofahrern gefürchtete Nachtblindheit. Eine Unterversorgung mit dem Vitamin Folsäure verschlechtert drastisch die Blutqualität. Ein Mangel an Vitamin C oder E wirkt sich gravierend auf die körpereigene Abwehrkraft aus.

Solche Mängel machen sich oft lange Zeit nicht direkt bemerkbar. Und selbst wenn die Schädigung erkannt ist, werden sie oft nur durch eine sorgfältige Analyse als Verursacher ermittelt.

Noch etwas muß erwogen werden: Mindestempfehlungen besagen nicht, daß man damit schon genug oder gar das Optimale für Gesundheit und Wohlbefinden tut. Sie sind sozusagen wirklich nur eine Art »Existenzminimum«. Die Medizin und hier vor allem die Naturheilmedizin geht deshalb noch einen großen Schritt weiter. Wahrscheinlich sind Sie schon mal auf den Begriff »Orthomolekulare Medizin« gestoßen. Ausführliches darüber lesen Sie in Kapitel 5. Vorweg sei nur gesagt: Die Orthomolekulare

Medizin bemüht sich, Krankheiten durch höhere Dosen an »Vitalstoffen« zu beeinflussen und zu heilen und hat damit höchst bemerkenswerte Erfolge. Eine solche Therapie ist natürlich Sache des Arztes, weil nur er die richtigen Substanzen und Dosierungen bestimmen kann. Mit üblicher Ernährung allein könnte man übrigens keine Orthomolekulare Medizin betreiben, weil die Dosen in der Nahrung dafür viel zu gering wären.

Auch im Schwarzwald Sanatorium Obertal wird der Orthomolekularen Medizin eine hohe Bedeutung beigemessen. Um diese Therapie aber noch breiter gefächert zu nützen und um auch die Patienten durch entsprechendes Ernährungsverhalten noch aktiver einzubeziehen, haben wir auch eine modifizierte Therapie auf der Basis orthomolekularer Erkenntnisse entwickelt, der wir den Namen »Vital Plus« gegeben haben. Die Erfahrungen mit dieser Therapie, die im Grunde alle anderen Therapien begleiten kann, haben wir 1990 in der Reihe »Herbigs Gesundheitsratgeber« unter dem Titel »Vital Plus« veröffentlicht.

Das hier nun vorgelegte Buch »Die Vital-Plus-Diät« stellt die praktische Ergänzung für Patienten und alle Leute, die sich optimal ernähren und die Vorzüge der Orthomolekularen Medizin nützen wollen, dar. Es verfolgt zwei Absichten:

Im Rahmen einer 14-Tage-Diät erhält der gesamte Organismus sozusagen einen »Nährstoff-Schub«. Mangelzustände werden durch eine gezielte Vital-Plus-Diät abgebaut, Nährstoff-Depots werden wieder aufgefüllt. Vielfach ist es ja so, daß Defizite auf diesem Gebiet tatsächlich innerhalb relativ kurzer Zeit behoben werden können. Jeder, der einmal aus zwingenden Gründen ein Vitamin- oder Mineralstoffpräparat eingenommen hat, wird dies an sich selbst beobachtet haben. Die »Vital-Plus-Diät« eignet sich auch jederzeit zur Wiederholung.

Zum anderen erhält der Leser alle Informationen und Anleitungen, wie er nach dem Nährstoff-Schub durch die Diät sich auch weiterhin optimal durch die Ernährung mit allen lebenswichtigen Nährstoffen versorgt.

Bei den Nährstoffen unterscheidet man zwei große Gruppen. Zum einen zählen dazu die drei großen Energielieferanten Eiweiß, Fett und Kohlenhydrate, auch Makronährstoffe genannt. Zum anderen werden auch Vitamine, Mineralstoffe, Spurenelemente, Fettsäuren und Aminosäuren als Nährstoffe bezeichnet. Zur einfacheren Unterscheidung nennen wir diese zweite Gruppe, um die es in diesem Buch im wesentlichen geht und die das Thema der Orthomolekularen Medizin sind, »Vitalstoffe«. Der Begriff ist in der wissenschaftlichen Literatur nicht üblich, scheint uns für diese Darstellung aber doch recht praktikabel zu sein. In der Tat handelt es sich dabei ja auch um Substanzen, die trotz ihrer »Winzigkeit« unsere Vitalität im weitesten Sinne bestimmen.

Manche Leser mögen schon schlechte Erfahrungen mit irgendwelchen Diäten gemacht haben. Deshalb noch ein Wort zur Ermunterung. Im allgemeinen denkt man bei Diät zunächst an eine Reduktion von Übergewicht. Die meisten dieser Diäten versprechen mehr, als sie dann zu halten vermögen. Um eine Diät gegen Übergewicht geht es bei der »Vital-Plus-Diät« nicht. Wer Übergewicht hat, kann allerdings dabei auch den Verlust überflüssiger Pfunde beobachten, sozusagen als angenehmen Nebeneffekt. Es braucht deshalb auch niemand zu befürchten, daß er sich durch 14 »Fastentage« quälen müßte. Der Sinn dieser Diät ist, wie schon gesagt, ein anderer: Den Organismus optimal mit »Vitalstoffen« zu versorgen und ihm so einen »Schub« zu geben, daß seine Funktionen wieder besser ablaufen. In der Tat gibt es so gut wie kein Organ, das von dieser Diät nicht »angeschoben«, ja, bis zu einem gewissen Maße sogar revitalisiert würde. Zwar sind die Kalorienmengen teilweise etwas reduziert, die physiologisch hochwertigen Lebensmittel sorgen jedoch dafür, daß die Mahlzeiten durchweg und ausreichend sättigen.

Niemand braucht auch zu befürchten, daß unsere Diät-Rezepte nicht schmecken würden. Robert Leucht, unser Küchenchef am Schwarzwald Sanatorium, hat Rezepte ausgesucht, die durchweg sehr schmackhaft sind und mit denen er schon viele Tausend Gäste überzeugt hat. Wenn Sie sich dann noch vor Augen halten, was Sie mit der »Vital-Plus-Diät« alles für Ihre Gesundheit und Fitneß tun, werden Sie Essen im Sinne von »Vital Plus« sicher als echte Schlemmerei genießen. In diesem Sinne wünschen wir Ihnen schon jetzt »Guten Appetit«!

2
Sind Sie unterernährt?

Sicher möchten Sie nun wissen, ob Sie »unterernährt« sind. Anders gesagt, ob Sie sich gesund genug ernähren oder ob Ihre tägliche Nahrung mehr oder minder bedenkliche Defizite aufweist, die jetzt oder später Ihren Gesundheitszustand negativ beeinflussen können. Überprüfen Sie also mal Ihre Ernährungsgewohnheiten. Der folgende Test gibt Ihnen Auskunft über eine gute oder schlechte Versorgung mit Vitalstoffen. Er ist natürlich keine »Selbstdiagnose«. Aber er vermittelt Ihnen Denkanstöße.

Sie brauchen für den Test nur einige Minuten, auch wenn Sie hin und wieder vielleicht kurz nachdenken müssen. Jede der Fragen läßt sich mit »Ja« oder »Nein« beantworten. Die angegebenen Punkte notieren Sie nur bei »Ja«-Antworten. Zählen Sie diese Punkte am Schluß zusammen und lesen Sie das für Sie in Frage kommende Testergebnis. Es wird Sie sicherlich nachdenklich werden lassen.

Test

1. Zählen Sie mal alle Vitamine und Mineralstoffe zusammen, die Ihnen auf Anhieb einfallen. Sind es weniger als jeweils 8?   3 Punkte

2. Zählen Sie mal Ihre Lieblingsgemüse zusammen. Sind es weniger als fünf?   2 Punkte

3. Ist es Ihnen egal was Sie essen – Hauptsache es schmeckt?   5 Punkte

4. Haben Sie nach einer fleischlosen Mahlzeit das Gefühl, nicht ausreichend gesättigt zu sein?   4 Punkte

5. Sind Sie der Meinung, daß Fleisch als »Kraftspender« unersetzlich ist?   3 Punkte

6. Essen Sie weniger als zweimal die Woche Fisch?   5 Punkte

7. Besteht Ihre tägliche Nahrung zu weniger als 10 Prozent aus Rohkost?   5 Punkte

8. Sind Sie der Meinung, daß Rohkost schlechter verträglich ist als gegarte Kost?   4 Punkte

9. Machen Sie sich nur sehr selten oder gar nie Gedanken über eine gesunde Ernährung?   4 Punkte

10. Finden Sie, daß ein Müsli-Frühstück eigentlich nur für Kinder und Jugendliche geeignet ist?   3 Punkte

11. Verzichten Sie beim Frühstück in aller Regel auf pflanzliche Frischkost (Tomaten, Obst o. ä.)?   2 Punkte

12. Besteht Ihre Abendmahlzeit vorwiegend aus Brot, Wurst und Käse?   4 Punkte

13. Ist es länger als vier Tage her, daß Sie eine vegetarische Hauptmahlzeit zu sich genommen haben?   4 Punkte

14. Halten Sie Vollwertkost für eine Sache, auf die man gut verzichten kann?   5 Punkte

15. Finden Sie, daß man sich an Obst nicht sattessen kann, auch nicht als Zwischenmahlzeit?   2 Punkte

16. Haben Sie schon länger als drei Tage kein Obst mehr gegessen?   4 Punkte

17. Kaufen Sie aus Bequemlichkeit lieber bereits geputztes und geschnittenes Gemüse?   4 Punkte

18. Verzehren Sie, z. B. aus Gründen der Zeitknappheit, häufig Konservennahrung.   5 Punkte

19. Ist es Ihnen egal, ob Speisen mit tierischen oder pflanzlichen Fetten zubereitet sind?   3 Punkte

20. Ernähren Sie sich häufig von Fast food?   5 Punkte

21. Legen Sie Wert darauf, daß Pflanzenkost immer betont weich gegart ist?   2 Punkte

22. Ist Ihnen der Geschmack pflanzlicher Beilagen gleichgültig, weil Sie Gemüse und Salat ohnehin nicht für so wichtig halten?   3 Punkte

23. Halten Sie Würzkräuter für überflüssig, weil sie Ihrer Meinung nach den Geschmack nicht verbessern?   2 Punkte

24. Haben Sie schon länger als acht Tage keine Milch mehr getrunken?   2 Punkte

25. Essen Sie lieber fette Käsesorten als magere?   2 Punkte

26. Spielen bei Ihrer Ernährung Joghurt, Kefir und ähnliche Milchprodukte kaum eine Rolle?   2 Punkte

27. Kaufen Sie pflanzliche Frischkost gern für einen längeren Zeitraum (z. B. weil größere Mengen preiswerter sind)? 3 Punkte

28. Ist es Ihnen gleichgültig, daß durch lange Garzeiten Vitalstoffe zerstört werden? 3 Punkte

29. Halten Sie Kartoffeln, wie viele Menschen, für Dickmacher und schieben Sie sie deshalb gern beiseite? 2 Punkte

30. Bevorzugen Sie Weißbrot vor dunkleren Sorten und sind Sie der Meinung, daß Vollkornbrot nicht so gut schmeckt? 3 Punkte

31. Finden Sie, daß Vollkornteigwaren nicht so ansehnlich aussehen und greifen Sie deshalb zum viel reichhaltigeren »weißen« Angebot? 3 Punkte

32. Stillen Sie Lust auf Süßes in der Regel mit Konfekt und Gebäck? 3 Punkte

33. Trinken Sie täglich Alkohol? 4 Punkte

34. Haben Sie regelmäßig nur jeden zweiten/dritten Tag Stuhlgang? 4 Punkte

35. Vergessen Sie häufig, auf Ihr Gewicht zu achten und es zu kontrollieren? 4 Punkte

36. Trinken Sie weniger als 1½ Liter täglich? 5 Punkte

Testauswertung

0–7 Punkte

Ihnen kann man nur gratulieren. Denn offensichtlich ernähren Sie sich sehr gesundheitsbewußt. Die Wahrscheinlichkeit, daß eventuelle Beschwerden mit der Ernährung zusammenhängen, ist so gut wie auszuschließen. Die

Lektüre dieses Buches mag Ihnen eine zusätzliche Ermunterung sein, so weiterzumachen.

8–18 Punkte
Sollten Sie das eine oder andere Defizit in Ihrer Ernährung entdecken, wobei Ihnen dieses Buch eine nützliche Hilfe ist, können Sie es ohne weiteres und unschwer abstellen. Eine gesundheitliche Beeinträchtigung brauchen Sie nicht direkt zu befürchten.

19–35 Punkte
Gewisse Defizite dürften vorhanden sein, ohne daß sie sich vermutlich direkt bemerkbar machen. Auf die Dauer gesehen aber wäre es schade, wenn Sie sie nicht abstellen, damit daraus nicht irgendwann ein gesundheitliches Problem entsteht.

36–55 Punkte
Offensichtlich haben Sie sich bisher kaum oder nur wenig Gedanken über die Bedeutung der Ernährung für Ihre Gesundheit gemacht. Sie müssen davon ausgehen, daß Sie sich etwas zu einseitig ernähren. Auch wenn Sie bisher keine Beschwerden oder gar Krankheiten haben, die mit der Ernährung in Zusammenhang stehen, ist die Wahrscheinlichkeit nicht gering, daß Sie später davon heimgesucht werden. Denken Sie auch daran, daß nicht nur die Gesundheit, sondern auch Fitneß und Wohlbefinden zu einem guten Teil von einer möglichst vielseitigen Versorgung mit allen Vitalstoffen abhängen.

Mehr als 55 Punkte
Schon aus dem vorausgehenden Kapitel konnten Sie entnehmen, daß Ernährungsfehler und Gleichgültigkeit gegenüber den Richtlinien einer gesunden Ernährung eines

Tages ihren Preis fordern. Sie haben es aber selbst in der Hand, Ihre Ernährungsgewohnheiten zu verbessern. Denken Sie daran: Eine gesunde Ernährung ist eine der wichtigsten Selbsthilfemaßnahmen, um möglichst viele Lebensjahrzehnte unbeschwert zu verbringen und auch im höheren Alter noch eine relativ stabile Gesundheit zu haben. Denn: Mehr als 50 Prozent aller Krankheiten sind ernährungsbedingt.

3
Vitalstoff-Mängel
haben viele Gründe

Das Problem ist nicht ganz so neu, wie man vielleicht glauben möchte. Schon vor drei Generationen äußerte sich ein Autor besorgt über die weiten Transportwege, die langen Lagerzeiten und die dadurch bedingte Konservierung und meinte, daß Lebensmittel »eine solche Behandlung nicht ohne Schaden aushalten«. Seither lautet die kardinale Frage: Enthalten unsere Lebensmittel auch tatsächlich all das, was wir zum Leben brauchen? Denn leider genügt unser guter Wille zu einer möglichst vielfältigen und ausgewogenen Ernährung allein nicht. Eine sorgfältige Auswahl und Sorgfalt auch bei der Verwertung der Lebensmittel sind nahezu genauso nötig. Denn Vitalstoff-Mängel können viele Gründe haben.

Fangen wir bei den Böden an. Ein extremes Beispiel macht das Problem auf drastische Weise deutlich. Schon in den dreißiger Jahren wurde publik, daß in bestimmten Gebieten Zentralchinas auffallend viele Menschen an schwerer Herzinsuffizienz litten, ein Phänomen, dem man den Namen »Keshan-Krankheit« gab. Erst 1966 erkannte man zum erstenmal den Grund dafür: In diesen Gebieten herrschte ein auffälliger Mangel an dem Spurenelement Selen. Es war in den Böden, aus denen die Nahrung stammte, nicht enthalten. Als man dann in einem vierjährigen Großversuch gezielt Selen als Präparat verabreichte, sank die Zahl der Erkrankungen und Todesfälle rapide. Seither gilt die Keshan-Krankheit als überwunden; lediglich wenn die Schutzmaßnahmen vernachlässigt wurden, breitete sie sich wieder aus.

So dramatische Situationen gibt es bei uns zum Glück nicht. Doch haben auch wir vergleichbare Probleme. Das Spurenelement Jod ist ein bekanntes Beispiel dafür. Es ist für die Funktion der Schilddrüse verantwortlich. Die hohe Zahl an Schilddrüsen-Störungen steht in unmittelbarem Zusammenhang mit der Tatsache, daß Jod in unseren Böden weitestgehend fehlt. Ein Ausgleich durch die Ernährung läßt sich durch regelmäßigen Verzehr von jodreichem Seefisch oder durch jodiertes Speisesalz schaffen.

Auch der Mangel an anderen Spurenelementen und Mineralstoffen ist teilweise auf einen entsprechenden Mangel in unseren Böden zurückzuführen. Magnesium ist ein weiteres Beispiel dafür. Durch die intensive Nutzung sind unsere Böden vielfach »ausgelaugt«. Und nur was der Boden hergibt, kann auch in den Nutzpflanzen enthalten sein. Das trifft genauso auch auf tierische Produkte zu, denn auch sie können nur liefern, was die Tiere zuvor durch die Pflanzennahrung aufgenommen haben.

Mit Kunstdüngung allein ist es leider nicht getan. Im Gegenteil, Kunstdüngung kann sogar ihrerseits für eine weitere Verschlechterung der Nahrungsmittel sorgen. Beispielsweise steigert Phosphatdüngung unzweifelhaft die Erträge. Gleichzeitig aber hat man bei Spinat beobachtet, daß dadurch der Gehalt an Magnesium, Calcium, Kalium, Schwefel und Vitamin C abfällt. Hinzu kommen dann noch Belastungen durch die Umwelt, die wir nicht direkt beeinflussen können wie der saure Regen und der noch längst nicht rückläufige Anteil an Schadstoffen, die eine weitere Beeinträchtigung unserer Nahrung bedeuten.

Ein Ausweg aus dieser Situation ist heute eigentlich nur in einem ökologisch orientierten Anbau zu sehen – vorausgesetzt diese Möglichkeit wird auch tatsächlich gewissenhaft betrieben. Denn nicht alles ist »Bio«, was sich als solches ausgibt. Dem Verbraucher bleibt nichts anderes übrig, als eine sorgfältige Prüfung der Anbieter.

Ein anderes Problem sind die langen Transportwege. Wir haben uns ja angewöhnt, Lebensmittel zu allen Jahreszeiten aus allen Teilen der Welt zu beziehen und halten das für eine wesentliche Verbesserung unserer Lebensqualität. Doch das hat auch seine Tücken. In manchen Erzeugerländern sind zum Beispiel Pflanzenschutzmittel erlaubt, die wegen ihres Schadstoffgehalts bei uns längst verboten sind. Lange Transportwege bedeuten meist einen Verlust an Frische. Und gerade bei pflanzlichen Lebensmitteln hängt der Vitalstoffgehalt weitestgehend von der Frische ab. Manche Früchte werden auch unreif geerntet und reifen dann während des Transports und entsprechender Lagerung aus. Das bedeutet aber, daß sie während dieser Zeit weder Sonne noch weitere Substanzen aus dem Boden bekommen.

Die Lagerung – beim Erzeuger und Händler ebenso wie dann beim Konsumenten – ist überhaupt ein grundsätzliches Problem. Denn wir wissen längst, daß bei vielen pflanzlichen Lebensmitteln nur Frische einen möglichst hohen Vitalstoff-Anteil gewährleistet. Ein Beispiel sind grüne Blattsalate: Werden sie bei Zimmertemperatur aufbewahrt, haben sie schon nach acht Stunden 22 Prozent ihres Vitamin-C-Gehalts verloren. Die Lagerung in Kühlhallen und im Kühlschrank verzögert diesen Prozeß. Ein guter Ausweg ist es aber auch, Produkte aus der eigenen Region zu bevorzugen, eben weil hier lange Transportwege nicht nötig sind und man auch vielfach mit kürzeren Lagerungszeiten rechnen kann. Das schließt allerdings ein, daß man sich bevorzugt entsprechend den Angeboten der jeweiligen Jahreszeit ernährt. Und wer könnte eigentlich nicht, um nur ein Beispiel zu nennen, auf Kirschen zur Weihnachtszeit verzichten? Die kühl gelagerten heimischen Herbstfrüchte sind gewiß genauso gut.

Die Lagerung zu Hause ist also unbedingt zu beachten, wenn man Wert auf eine möglichst vollwertige Nahrung legt. Und auch wenn man keinen kühlen Keller hat, so bietet doch der Kühlschrank die beste Möglichkeit. Ansonsten empfiehlt es sich, rasch welkende, pflanzliche Kost nicht auf Vorrat zu kaufen, sondern lieber kleine Mengen immer frisch. Beachten sollte man auch, daß viele Pflanzen unter dem Einfluß von Tageslicht rascher an Wert verlieren – dunkle Aufbewahrung ist also ratsam.

Den Verlusten durch unsachgemäße und zu lange Aufbewahrung stehen die Verluste durch das Garen und vor allem durch das nicht schonende Garen zur Seite. Eine kleine Liste von »Kochverlusten« macht das augenfällig. Es gehen an Vitaminen verloren:

Vitamin A	10−40%
Vitamin D	Verluste bei Temperaturen über 180 Grad
Vitamin E	50−55%
Vitamin K	Verluste bei Temperaturen über 120 Grad
Thiamin	30− 80%
Riboflavin	0− 80%
Niacin	0− 50%
Pyridoxin	0− 50%
Pantothen	0− 45%
Biotin	0− 70%
Folsäure	0− 90%
Vitamin C	20−100%

Daß die Verluste bei den einzelnen Substanzen so stark differieren, sollte für Sie ein besonders wichtiger Hinweis sein: Schonendes Garen führt kaum oder zu gar keinen Verlusten, »radikale« (und leider meist die üblichen) Garmethoden dagegen zu sehr hohen. Über die so wichtigen schonenden Garmethoden informiert Sie Kapitel 6.

Die Aufzählung von Gründen, warum gravierende Vitalstoff-Verluste und die daraus resultierenden Beeinträchtigungen unserer Gesundheit entstehen, ist leider noch nicht beendet. Ein Problem eigener Art ist die heute weitgehend übliche industrielle Verarbeitung. Sie hat mehrere negative Aspekte. Da ist zunächst die Konservierung zu nennen. Es ist natürlich bequem und vielfach auch geldsparend, daß uns konservierte Lebensmittel in reicher Auswahl zur Verfügung stehen. Aber Konservierung führt fast immer zu Verlusten. Hinzu kommt, daß der Zusatz von Konservierungsstoffen keineswegs immer unbedenklich ist. Je nach individueller Veranlagung besteht zum Beispiel bei manchen dieser Zusatzstoffe (sie sind auf der Packung in Form sog. »E-Nummern« angegeben) die Gefahr einer Allergie-Auslösung. Strittig ist zur Zeit noch, ob auch Maßnahmen der Gentechnologie und der Bestrahlung überhaupt angegeben werden müssen – wobei anzumerken wäre, daß wir über eventuelle negative Auswirkungen noch gar nicht genau Bescheid wissen.

Dem Zweck der Konservierung bzw. der längeren Haltbarkeit dienen auch Methoden, durch die die Lebensmittel bei der Verarbeitung gravierend verändert werden. Das bekannteste Beispiel dafür ist die Bearbeitung des Getreidekorns. Unzweifelhaft hat weißes Mehl eine längere Lagerfähigkeit als Vollkornmehl. Doch damit man dieses Ziel erreicht, müssen die Randschichten des Korns entfernt werden – und ausgerechnet die enthalten die wertvollen Vitamine (B und E) und Mineralstoffe des Getreides. Wir zahlen also durchaus einen Preis dafür, daß wir so »schöne« Lebensmittel haben.

»Schönung« oder »Verfeinerung« ist überhaupt ein Problem bei der Verarbeitung mancher Lebensmittel. Wenn zum Beispiel Pflanzenöle schön »klar« und geschmacksneutral gemacht werden, mag man sie tatsächlich als »schöner« empfinden. Doch dadurch wird so manche Substanz entfernt, die unserem Organismus durchaus bekommen würde. Aber die Optik ist anscheinend wichtiger. Das machen uns ja auch immer noch die Qualitätseinstufungen vieler Lebensmittel nach Handels- oder Güteklassen deutlich: Die Beurteilung richtet sich grundsätzlich oder überwiegend nach äußeren Merkmalen wie Form, Größe, Flecken und dergleichen, kaum aber oder gar nicht nach »inneren Werten«. Als man vor einiger Zeit in den USA Orangen auf ihren Vitamingehalt untersuchte, hatten manche wunderschönen Exemplare so gut wie kein Beta-Carotin, dessentwegen gesundheitsbewußte Leute doch u. a. Orangen verzehren.

Eine Ausnahme unter den Konservierungsmethoden verdient indessen hervorgehoben zu werden: Tiefkühlware. Die Verluste bei Tiefkühlkost sind in aller Regel minimal. Und da Tiefkühlware erntefrisch eingefroren wird, kann man sogar davon ausgehen, daß sie höhere Vitalstoff-Werte hat als so manche als »frisch« angebotene Ware. Man kann sie also unbedenklich verwenden, zumindest wenn keine Frischware verfügbar ist.

Und leider gibt es noch einen weiteren gravierenden Grund, warum die Versorgung mit Vitalstoffen beeinträchtigt sein kann: die individuell unterschiedliche Fähigkeit, die durch die Nahrung zugeführten Substanzen auch aufzunehmen (Resorption genannt) und auszuwerten. Eine mangelhafte Resorption kann durch Krankheit bedingt sein; auch mit zunehmendem Alter nimmt die Resorptionsfähigkeit mehr oder minder ab. Dazu kommen noch schlechte »Gewohnheiten«. Raucher zum Beispiel haben häufig ein Defizit an Vitamin C, weil sie mehr davon brauchen. Alkoholkonsumenten brauchen mehr Magnesium, weil Alkohol Magnesium ausschwemmt. Neuerdings beobachten Ärzte sogar »Junggesellenskorbut«. Skorbut beruht auf einem Mangel an Vitamin C, und seit man das erkannt hat, war Skorbut eigentlich besiegt. Da männliche Singles aber nicht gerade zu den Obst- und Gemüse-Fans zählen, konnte sich diese Mangelkrankheit schön langsam wieder einschleichen.

Auch in bestimmten Situationen können Vitalstoff-Defizite entstehen. So haben vor allem Schwangere einen höheren Bedarf, was nicht immer beachtet wird. Auch die Anti-Baby-Pille kann zu Defiziten führen, die dann ausgeglichen werden sollten. Und grundsätzlich erhöht sich der Vitalstoff-Bedarf bei Sportlern, weil allein durch den Schweiß schon viele dieser Substanzen ungenutzt ausgeschwemmt werden.

Eine mangelhafte Vitalstoff-Resorption läßt sich durch eine Laboranalyse unschwer feststellen. Im Zweifelsfall sollte man also eine solche Analyse unbedingt mal veranlassen, vorausgesetzt der Arzt kommt nicht von selbst darauf. Lassen Sie sich aber nicht mit dem immer noch so gern gebrauchten Hinweis abspeisen, daß das Problem allein durch eine »gesunde Mischkost« zu lösen sei. Die gleiche Formulierung gebrauchen leider auch immer wieder Verbraucherverbände, wenn sie glauben, die Konsumenten vor dem »teueren« Gebrauch von Vitalstoff-Präparaten bewahren zu müssen. Abgesehen davon, daß Ernährung allein in vielen Fällen nicht genügt, weil individuelle Gründe zu einem Defizit führen, ist eine »gesunde Mischkost« auch deshalb vielfach nur eine Idealvorstellung, weil unsere Lebensmittel gar nicht immer so »gesund« sind. Beispiele dafür haben wir schon genügend genannt. Auch fällt vielen Menschen eine entsprechende Kostumstellung zunächst gar nicht so leicht. Denn Frischkost bedarf der Gewöhnung.

Der Ausweg hier sind Vitalstoff-Präparate. Es muß nicht, aber es kann immer wieder die Situation eintreten, daß eine ausreichende Versorgung allein schon im Sinne der Mindestempfehlungen nur durch zusätzliche Präparate gewährleistet ist. Mehr noch: Um eine optimale Versorgung zu erreichen und damit nicht erst im Falle einer Erkrankung, sondern lange zuvor im Sinne der Vorbeugung etwas zu tun, kann man die Verwendung von solchen Präparaten eigentlich nur empfehlen, eventuell nach Rücksprache mit dem Arzt. Wir haben am Schwarzwald Sanatorium so viele gute Erfahrungen damit gemacht, daß wir diese Empfehlung getrost aussprechen können.

Aus diesen langjährigen Erfahrungen heraus hat das Schwarzwald Sanatorium Obertal seine eigenen Präparate entwickelt, die hier stellvertretend auch für andere gute Präparate genannt seien – um aufzuzeigen, welche Möglichkeiten einer zusätzlichen Versorgung heute jedermann zugänglich sind.

Die »Vital-Plus-Therapie« wurde im Schwarzwald Sanatorium Obertal in Anlehnung an die Orthomolekulare Medizin zur Optimalversorgung des Organismus mit Vitaminen, Mineralstoffen, Spurenelementen und Aminosäuren entwickelt. Sie dient zum einen dazu, unsere »moderne« Kost durch Vitalstoffe aufzuwerten, damit keine Lücken in der Optimalversorgung entstehen. Dies geschieht mit Hilfe der »Vier Säulen« zur moderaten Substitution:

1. Vicorell
Enthält als Brausetablette Vitamin B_1, Vitamin B_2, Vitamin B_6, Vitamin B_{12}, Vitamin C, Folsäure, Biotin, Pantothensäure, Nicotinamid, Eisen.

2. Antioxirell

Enthält als Weichgelatinekapsel Vitamin E, Vitamin C, Beta-Carotin, Selen, MCT-Fette.

3. Aminorell

Enthält als Hartgelatinekapsel Zink, Mangan, Kupfer, Molybdän, Chrom, Vanadium, Aminosäuren der Hefe.

4. Minerell

Enthält als Pulver Calcium, Magnesium, Vitamin D, Vitamin K, Vitamin C, Kalium.

Zum anderen ermöglicht die »Vital-Plus-Therapie« aber auch durch Einzel- und Kombinationspräparate, schon bestehende Lücken in der Versorgung mit Vitalstoffen zu schließen und Vitamine, Mineralstoffe und Spurenelemente in höherer Dosierung als natürliche Heilmittel zu nutzen: **Ascorell** (Vitamin C) zur Steigerung der Abwehrkräfte bei Infektionen, bei Störungen des Bindegewebsstoffwechsels, bei Allergien, als Antioxidans (siehe Seite 45); **Folarell** (Folsäure) als Ergänzung unter der Medikation mit Östrogen (»Pille zur Pille«); Folarell und **Novirell B** (Vitamin-B-Komplex) bei Neuropathien, Arteriosklerose und unterstützend bei Schmerzen des Bewegungs- und Stützapparates; **Tocorell** (Vitamin E) bei Erkrankung des rheumatischen Formenkreises, Hypercholesterinämie, Arteriosklerose und als Antioxidans; **Zinkorell** (Zink D 4) bei Hauterkrankungen und zur Aktivierung des Zinkstoffwechsels; **Selenarell** (Selen) als Zellschutz, zur Entgiftung, bei Schilddrüsenstörungen und als Antioxidans.

4
Vitalstoff-Defizite sind
keine Bagatellen

Lassen Sie sich eine Geschichte erzählen, die zwar schon lange zurückliegt, aber mit greller Deutlichkeit enthüllt, welch ein wahres Horrorszenario entstehen kann, wenn die Versorgung mit Vitalstoffen gravierend mißachtet wird. Im Ersten Weltkrieg mußte die Besatzung eines deutschen Kaperkreuzers in den USA an Land gehen, weil sie von einer seltsamen »Seuche« befallen war: Jeder fünfte Matrose stand kurz vor dem Exitus, die übrigen konnten kaum noch auf den Beinen stehen. Was war geschehen?

Der Kreuzer hatte neun Monate ausschließlich auf See verbracht. Versorgungsschwierigkeiten gab es keine, weil sich die Besatzung von jedem gekaperten Frachter das Beste holen konnte: Konserven, Weißmehl, Zucker usw. Sie hätte sich auch mit ungemahlenem Weizen versorgen können, doch diese Mühe machte man sich lieber nicht. Allmählich litten immer mehr Matrosen an Blutarmut, Muskelschwund, geschwollenen Gliedern, Herzbeschwerden, Lähmungserscheinungen.

Die amerikanischen Ärzte dachten zunächst an Beri-Beri, also an einen Vitamin-B-Mangel, doch das allein war es nicht. Alfred McCann, ein Ernährungsexperte, kam dann auf den wahren Grund: Die deutschen Matrosen litten durchwegs an einem gravierenden Mangel an Mineralstoffen und Spurenelementen. Eine Analyse ergab: Die vielen »feinen« und raffinierten Leckerbissen, die die Matrosen monatelang fast ausschließlich »genossen« hatten, waren die Ursache. Die Therapie war dann einfach: McCann ernährte die kranken Menschen mit Weizenkleie sowie Extrakten aus Mohrrüben, Spinat, Zwiebeln, Kohl und Kartoffelschalen, dazu mit Eiern, Milch und Früchten. Damit holte er das Mineraldefizit, durch das die Matrosen allein krank geworden waren, rasch auf und keiner der Seeleute starb.

In seinem Bericht darüber schrieb McCann später: »Es kann wirklich keinen handgreiflicheren Beweis für den Wahnsinn geben, Nahrung durch Raffinieren ihrer Nährsalze zu berauben, für die Narrheit, den Wert jener Elemente sowie der Kolloide, Vitamine und Ersatzstoffe, die in jeder natürlichen Nahrung stecken, zu übersehen.«

Eine solche »Seuche«, die für viele wenig später tödlich hätte enden können, steht bei uns sicher nicht mehr zu befürchten. Umgekehrt kann man aber auch nicht sagen, daß unsere Alltagskost so beschaffen ist, daß schwerwiegende Folgen eines Mangels auszuschließen wären, auch wenn sie sich oft, wie schon gesagt, erst spät bemerkbar machen. Und unsere Medizin greift im allgemeinen erst ein, wenn sich eine Mangelerkrankung direkt manifestiert. Die Vorbeugung zumindest liegt überwiegend beim einzelnen Patienten.

In dem Buch »Vital Plus« haben wir ausführlich die »fünf Stufen des Mangels«, also die Entwicklung eines langdauernden Vitalstoff-Mangels, beschrieben. Sie seien hier kurz wiedergegeben:

Erste Stufe: Der Körper zehrt von seinen Reserven, noch ohne weitere Folgen.

Zweite Stufe: Die Speicher des Körpers sind entleert. Ist

der Betroffene ansonsten gesund, bleibt sein Organismus zwar leistungsfähig, kann aber bei Belastung rasch auf die dritte Stufe absinken.

Dritte Stufe: Der Mangel zeitigt die ersten spürbaren Folgen. Die körperliche und geistige Leistungsfähigkeit läßt nach, die Infektanfälligkeit ist erhöht, weitere Symptome sind z. B. Reizbarkeit, Appetitlosigkeit, Schlafstörungen, Nervosität.

Vierte Stufe: Der Zustand verschlechtert sich weiter, es treten echte Mangelsymptome auf (z. B. Nachtblindheit, Zahnfleischbluten).

Fünfte Stufe: Es treten klassische Mangelkrankheiten auf. Der Betroffene fühlt sich insgesamt krank, neigt zu Krankheiten der verschiedensten Art (z. B. Beri-Beri).

Eine zunehmende Neigung zu Krankheiten setzt aber praktisch schon mit den ersten Stufen ein. Denn jedes Vitalstoff-Defizit schwächt das körpereigene Immunsystem. Das heißt: Die natürlichen Abwehrkräfte, die den Gesunden vor Krankheit bewahren, werden von Stufe zu Stufe schlechter. Und es ist nun einmal so, daß alle unsere Organe und ihre Funktionen von der Vitalstoff-Versorgung abhängen. Das Beispiel der Keshan-Krankheit (siehe S. 21) hat gezeigt, daß schon der Mangel an einem einzigen Spurenelement – Selen – zu einer bedrohlichen Funktionsstörung des Herzens führen kann. Und ein weiteres Beispiel sei in diesem Zusammenhang erwähnt: Bei den meisten Infarktpatienten läßt sich u. a. ein Magnesiummangel diagnostizieren.

Natürlich mag sich nun jeder Leser die Frage stellen: Wieweit bin ich selbst von solchen Mängeln betroffen und wieweit gehöre ich vielleicht selbst in eine »Risikogruppe«? Eine individuelle Diagnose kann natürlich nur der Arzt stellen. Der Test in Kapitel 2 hat Ihnen Hinweise gegeben, ob Sie sich bald mal so einer Diagnose·unterziehen sollten. In der Tat gibt es ja solche »Risikogruppen«, deshalb so genannt, weil ihre Essensgewohnheiten so beschaffen sind, daß von vornherein mit Vitalstoff-Mängeln und ihren Folgen gerechnet werden muß. Die typischsten seien hier kurz skizziert:

Die jungen Frauen:
Eigentlich mag es ja überraschen, daß ausgerechnet junge Frauen zwischen 15 und 35 Jahren eine eigene Risikogruppe darstellen – von der »Nationalen Verzehrsstudie« sogar als »Hauptrisikogruppe« apostrophiert (S. 10). Die Begründung ist jedoch einleuchtend: 50 Prozent dieser Frauen nehmen weniger als 2200 Kalorien, 10 Prozent sogar weniger als 1500 Kalorien zu sich. Dabei sparen sie aber keineswegs an Süßigkeiten, womit sie 10 Prozent ihrer Nahrungsenergie zuführen. Die etwas oder gar viel zu geringe Nahrungsmenge führt zu einer Unterversorgung an Vitalstoffen.

Die Senioren:
Ähnlich liegt das Problem bei den älteren Leuten: Ein Großteil von ihnen nimmt zu geringe Nahrungsmengen auf, Appetitlosigkeit ist im höheren Lebensalter eine sehr häufige Erscheinung. Vieles will auch nicht mehr so recht schmecken, Rohkost wird nicht mehr so gut vertragen, auch Milch scheint nicht mehr zu bekommen, ohne daß man auf verträgliche Milchprodukte (z. B. Sauermilch) ausweichen würde. Hinzu kommt eine zunehmende Gleichgültigkeit gegenüber den Fragen einer gesunden Ernährung. Die Folge: Ebenfalls ein teilweise sehr hohes Vitalstoff-Defizit, das zudem noch durch Resorptionsstörungen gesteigert wird.

Die reinen Vegetarier:

Im Prinzip gibt es gegen vegetarische Ernährung überhaupt nichts einzuwenden – ganz im Gegenteil. Wenn der Vegetarismus aber zu intensiv betrieben wird, wenn also nicht nur Fleisch, sondern auch Fisch, Eier und jedes andere tierische Produkt konsequent abgelehnt werden, kommt es sehr auf die Kombination an, und man muß schon ein großes Wissen über die Zusammensetzung der Nahrung haben, um Defizite zu vermeiden. Ausdrücklich sei hier erwähnt, daß diese Feststellung kein Verdikt der vegetarischen Kost bedeutet – Ernährung nach dem Vital-Plus-Konzept orientiert sich ja selbst weitgehend an einer Bevorzugung der pflanzlichen Kost. Gemeint ist nur der reine, strenge Vegetarismus als ausschließliche Kost.

Die Fleischesser:

Mit umgekehrten Vorzeichen gilt ähnliches für jene Leute, die glauben, nur mit Fleisch werde der Mensch richtig satt. Ein Witz läßt den Fleischfreund auf die Frage, ob er denn auch Kartoffeln möge, antworten: »Ja, wahnsinnig gern sogar, aber nur, wenn sie ein Schwein vorher gefressen hat.« Natürlich gibt es keinen reinen Fleischesser. Aber für nicht wenige Leute sind nun einmal Braten und Steaks, Wurst und Geflügel die bevorzugtesten aller Speisen. Pflanzliche Frischkost dagegen wird weitgehend hintangestellt und jederzeit für verzichtbar gehalten. Man spricht nicht umsonst von »Eiweißmast«. Die Folge: Ein gewichtiges Defizit an all jenen Vitalstoffen, die vorwiegend in Pflanzen vorkommen. In diese Kategorie gehören übrigens auch jene Leute, die sich der schlanken Linie zuliebe auf mageres Fleisch beschränken und Kohlenhydrate weitgehend meiden.

Die Nudelfreunde:

Teigwaren können herrlich schmecken. Aber es kommt auf die Beilage an! Mit Spaghetti und ein bißchen Salat ist es eben nicht getan. Die Nudelfreunde haben zwar kein Kohlenhydrat-Defizit, sondern eher einen Überschuß. Aber da es sich zu allem Überfluß auch zumeist um Teigwaren aus weißem, statt aus Vollkornmehl handelt, muß man bei solch einseitiger Ernährung ebenfalls von Vitalstoff-Defiziten ausgehen.

Die Süßigkeiten-Fans:

Sie sind die einzige Risikogruppe, die wenigstens ein schlechtes Gewissen dabei hat. Denn daß übermäßiger Zuckerkonsum der Gesundheit abträglich ist, ist jedem von ihnen durchaus bekannt. Nur, sie nehmen das Problem entweder auf die leichte Schulter oder sie können einfach nicht widerstehen. Gegen geringe Zuckermengen als Würze ist an sich nichts einzuwenden. Es sind die zahlreichen leckeren Produkte, die den Zucker (ebenso wie das Weißmehl) zum Problem werden lassen, also die Schokoladen, Pralinen, Kuchen und ... Zucker enthält praktisch null Vitalstoffe. Wer sich damit sättigt, nimmt also schwerwiegende Verluste in Kauf. Schlimmer noch: Zucker entzieht dem Organismus darüber hinaus auch noch Vitalstoffe und bald sind die Speicher leer (siehe Seite 31, Mangelstufe 2).

Die Fast-food-Liebhaber:

Es mag schon verführerisch sein, in so einen Hamburger und ähnliche Schnellgerichte hineinzubeißen. Man braucht nicht selbst zu kochen, wird rasch und relativ preiswert satt, und es ist so bequem. Aber selbst die gewiß nicht aggressive Deutsche Gesellschaft für Ernährung spricht bei Fast food von »Angebotslücken an lebensnotwendigen Inhaltsstoffen«. Nichts ist gegen den gelegentlichen Imbiß einzuwenden, starke Bedenken jedoch müssen aufkommen, wenn Fast food zur regelmäßigen Hauptmahlzeit wird.

Ist das denn alles wirklich so schlimm, fragen Sie vielleicht. Und da muß man antworten: Leider sind Vitalstoff-Mängel über längere Zeit tatsächlich schlimm. Lassen Sie es sich an einigen weiteren Beispielen noch deutlicher machen:

Das Vitamin B_1 wurde entdeckt, als man die in Südostasien beheimatete Krankheit Beri-Beri (Herz- und Nervenschäden) erforschte. Sie fand sich nur bei Menschen, die sich fast ausschließlich von geschältem Reis ernährten. Wenn die Betroffenen auf ungeschälten Reis umstiegen, der in seinen Randschichten reichlich Vitamin B_1 enthält, schwand das Leiden. Beri-Beri bekäme man natürlich nur, wenn man sich, wie damals die ostasiatischen Kulis, fast nur von geschältem Reis ernährt.

Die schmerzhaften nächtlichen Wadenkrämpfe, unter denen nicht wenige Leute leiden, gehen häufig auf einen Mangel an Magnesium zurück. Wird Magnesium substituiert, verschwinden die Beschwerden sehr rasch, wenn nicht andere Ursachen (z. B. ein Gefäßleiden) zugrunde liegen.

Mehrfach ungesättigte Fettsäuren (Polyenfettsäuren, auch einfach nur Polyensäuren genannt), die ausreichend nur in pflanzlichen Fetten vorkommen, sind u. a. wichtig für ein gesundes Gefäßsystem. Wichtig für eine gesunde Darmflora sind die Ballaststoffe. Ist die Darmflora gestört, wie zum Beispiel bei so vielen Krebspatienten, wird das Immunsystem erheblich geschwächt.

Osteoporose, der gefürchtete Knochenschwund, geht weitgehend auf einen Mangel an Calcium zurück. Betroffen davon sind vor allem Frauen von den Wechseljahren an. So ist es besonders wichtig, in diese Zeit mit einem stabilen Knochengerüst hineinzugehen, wofür schon in jungen Jahren eine gute Calcium-Versorgung nötig ist.

Die Sehfähigkeit hängt zu einem guten Teil von der Versorgung mit Vitamin A ab. Ein Mangel beeinträchtigt sie also. Vitamin A kann aber in eine für die Augen verwertbare Form nur umgewandelt werden, wenn gleichzeitig auch genügend Zink vorhanden ist.

Ein Mangel an Folsäure in Verbindung mit einem Mangel an Vitamin B_{12} beeinträchtigt die Funktion der Eierstöcke und kann sogar zu Unfruchtbarkeit führen. Frauen, die orale Kontrazeptiva einnehmen, sollten beachten, daß dadurch die Verwertung von Folsäure vermindert wird, also ein erhöhter Bedarf besteht.

Chrom, Zink, Mangan und Vanadium sorgen für die Regulierung des Blutzuckers. Mangelt es an diesen Spurenelementen, erhöht sich das Risiko von Diabetes mellitus.

Die Aminosäure Leucin ist am Aufbau von Eiweiß im Blutplasma und im Gewebe beteiligt. Ein Mangel an Leucin macht anfälliger für Krankheiten der verschiedensten Art.

Das sind beliebig herausgegriffene Beispiele dafür, wie die Vitalstoffe unser Wohl und Wehe bestimmen. Sie ließen sich hundertfach vermehren und sollten Ihnen einen weiteren Eindruck von ihrer Wichtigkeit vermitteln. In aller Regel ist es auch nicht etwa nur eine Einzelsubstanz, die über die Funktionstüchtigkeit eines Organs entscheidet, sondern das Zusammenspiel einer ganzen Reihe von ihnen. An der Qualität des körpereigenen Immunsystems beispielsweise, dem für die Gesundheit die allergrößte Bedeutung zukommt, sind buchstäblich alle Vitalstoffe beteiligt. Das gilt somit auch zum Beispiel für Krebs, der sich ja nur auf der Basis eines geschwächten Immunsystems entwickeln kann.

Jede dieser Substanzen ist also in der Tat lebenswichtig, ganz abgesehen davon, daß auch die körperliche und geistige Leistungsfähigkeit, die psychische Stabilität und ganz allgemein das Wohlbefinden in starkem Maße von ihnen abhängen. Um das noch plausibler zu machen, seien im folgenden in Kurzfassung noch eine Reihe weiterer häufiger Störungen aufgeführt mit dem Hinweis, welche Vitalstoff-Mängel bei ihnen im Vordergrund stehen:

Allergien	Selen, Vitamin C und E, Calcium
Anämie	Eisen, Kupfer, Vitamin B_6, Vitamin B_{12}, Folsäure
Apathie	Kalium, Natrium, Calcium, Zink
Appetitlosigkeit, chronische	Kalium, Vitamin-B-Komplex, Vitamin A
Arteriosklerose	Magnesium, Polyensäuren, Vitamin E, Beta-Carotin, Selen
Bindegewebsschäden	Vitamin C, Lysin, Prolin, Magnesium
Blutdruck, zu hoher	Magnesium, Polyensäuren, Kalium, Vitamin E
Blutdruck, zu niedriger	Natrium, Kalium, Chlorid
Blutungsneigung	Vitamin K
Blutverschlechterung (siehe auch Anämie)	Vitamin-B-Komplex, Folsäure, Vitamin E, Polyensäuren
Darmflora, geschädigte	Pantothensäure, Vitamin-B-Komplex, Folsäure
Depressionen	Vitamin-B-Komplex, Lithium, Kupfer, Calcium, Zink, Magnesium

Diabetes mellitus	Zink, Chrom, Mangan, Beta-Carotin, Vanadium, Vitamin E, Selen
Durchblutungsstörungen	Selen, Nicotinamid, Vitamin E
Erschöpfungszustände	Vitamin C, Natrium, Vitamin-B-Komplex, Eisen
Fruchtbarkeitsstörungen	Zink, Mangan, Folsäure, Calcium, Vitamin-B-Komplex
Gedächtnisschwäche	Vitamin-B-Komplex, Lecithin
Gefäßschäden	Vitamin C, Vitamin E, Rutin, Polyensäuren, Beta-Carotin, Selen, Vitamin-B-Komplex, Folsäure
Grauer Star	Vitamin B_1, Selen, Vitamin A, Vitamin C, Vitamin E, Beta-Carotin
Haarschäden	Eisen, Biotin, Pantothensäure, Lysin, Cystein
Hautschäden	Zink, Vitamin B_2, Pantothensäure, Nicotinamid, Folsäure, Vitamin A, Vitamin C, Vitamin D, Magnesium, Calcium
Herzprobleme	Kalium, Magnesium, Vitamin B_1, Selen, Polyensäuren, Vitamin C, Vitamin E, Beta-Carotin
Infektanfälligkeit	Vitamin-B-Komplex, Vitamin C, Vitamin A, Polyensäuren, Vitamin E, Zink, Selen
Knochenprobleme	Calcium, Kupfer, Vitamine C, D und K, Aminosäuren, Magnesium, Fluor

Konzentrationsschwächen	Magnesium, Vitamin-B-Komplex
Leberprobleme	Zink, Vitamin E, Aminosäuren, Nicotinamid, Vitamin-B-Komplex, Folsäure, Vitamin A, Vitamin D, Vitamin K
Magen-Darm-Störungen	Kalium, Vitamin B_1, Pantothensäure
Menstruationsbeschwerden	Magnesium, Eisen, Vitamin B_6
Müdigkeit, chronische	Vitamin-B-Komplex, Vitamin C, Eisen
Muskelprobleme	Kalium, Magnesium, Vitamin B_1, Vitamin B_6, Vitamin E, Phosphor, Calcium
Nervenstörungen	Calcium, Vitamin-B-Komplex, Pantothensäure, Nicotinamid, Vitamin E, Aminosäuren, Zink, Magnesium
Nierenprobleme	Zink, Pantothensäure
Psychische Störungen (siehe auch Depressionen)	Zink, Kupfer, Vitamin-B-Komplex, Magnesium
Rheuma	Selen, Vitamin E, Vitamin C, Zink, Vitamin-B-Komplex
Schilddrüsenstörungen	Mangan, Jod, Selen
Schlaflosigkeit	Magnesium, Vitamin C, Eisen, Vitamin B_3
Schleimhautschäden	Vitamin B_6, Nicotinamid, Folsäure, Vitamin A, Vitamin C, Zink, Beta-Carotin
Sehprobleme	Vitamin A, Pantothensäure, Beta-Carotin

Übererregbarkeit	Biotin, Magnesium, Vitamin B_6, Zink, Vitamin B_3
Wachstumsstörungen	Vitamin B_2, Vitamin B_6, Pantothensäure, Vitamin A, Vitamin B_{12}, Folsäure
Wundheilung, verzögerte	Vitamin C, Polyensäuren, Zink, Pantothensäure.

5
Vital-Plus: Der neue Weg zu Gesundheit und Fitneß

Schon bevor die Stadt Dallas in Texas durch die endlose gleichnamige Fernsehserie weltweit bekannt wurde, hatte sie unter Psychiatern einen Bekanntheitsgrad eigener Art. In Dallas war nämlich aufgefallen, daß die Zahl psychiatrischer Erkrankungen ungewöhnlich hoch war. Den Anstoß zur Aufklärung dieses Phänomens lieferte die Medizinstatistik: In Dallas gab es gleich siebenmal so viele psychiatrische Fälle wie in der texanischen Stadt El Paso. Bei der Ursachenforschung stieß man auf die Tatsache, daß das Wasser in Dallas kaum, das in El Paso dagegen reichlich Lithium enthielt. Lithium ist ein Spurenelement, das normalisierend auf gewisse Funktionen der Nervenzellen im Gehirn wirkt. Das ist ein weiteres Beispiel dafür, wie die Unterversorgung auch nur mit einem einzigen Vitalstoff zu schweren Krankheiten führen kann.

In Tabellen wird immer angegeben, welche Mindestmengen erforderlich sind, damit es nicht zu einer Unterversorgung an Vitalstoffen kommt. Die Deutsche Gesellschaft für Ernährung hat die heute gültigen »Mindestempfehlungen« genau erarbeitet. Wir haben oben schon darauf hingewiesen, daß solche Mindestmengen einzig und allein den Zweck haben, einer Unterversorgung zu begegnen. Und wir haben auch schon kurz angesprochen, daß eine Therapie mit Vitalstoffen viel mehr kann, als nur Mangelerscheinungen auszugleichen. Diese Therapie ist Gegenstand der Orthomolekularen Medizin und der von ihr abgeleiteten Vital-Plus-Therapie.

Der Begriff Orthomolekulare Medizin wurde in den siebziger Jahren von dem Biochemiker und Nobelpreisträger Linus Pauling geschaffen. Wörtlich bedeutet er: »Therapie mit den richtigen Molekülen in der richtigen Menge«. Mit den »richtigen Molekülen« sind alle Vitamine und vitaminähnlichen Stoffe, Mineralstoffe, Spurenelemente, Aminosäuren und essentiellen Fettsäuren gemeint, also alle jene Substanzen, die wir in diesem Buch zusammengefaßt »Vitalstoffe« nennen.

Daß Mängel an Vitalstoffen Schädigungen zur Folge haben, haben wir schon an den verschiedensten Beispielen deutlich gemacht, ebenso, daß ein gezielter Ausgleich solcher Mängel die Folgen wieder beheben kann. Die Orthomolekulare Medizin will und tut aber viel mehr. Ihr geht es darum, durch den Einsatz der »richtigen Mengen« an entsprechenden Vitalstoffen und entsprechenden Kombinationen solcher Substanzen ganz gezielt gegen Krankheiten vorzugehen. Und die »richtigen Mengen« sind nicht selten ein Mehr- oder gar Vielfaches der Mindestmengen.

Schon lange bevor man von Orthomolekularer Medizin sprach, gab es »Außenseiter«, die von der Wirkung hoher Vitalstoffdosen überzeugt waren. So empfahl zum Beispiel der israelische Professor David Gershon hohe Mengen von Vitamin C und E gegen Krebs. Die Wirksamkeit wurde 1976 durch eine Studie von Ewan Cameron in Schottland unter Beweis gestellt. Er gab 100 Krebspatienten, die als unheilbar galten, sehr hohe Dosen Vitamin C (weit mehr noch als das 100fache der Mindestempfehlungen). Am Ende der Studie ergab sich, daß diese Patienten eine viermal so lange Überlebensrate hatten als vergleichbare Patienten ohne Vitamin-C-Gaben. Vitamin C regt im Körper die Bildung von Interferon an, einer Substanz, die das Immunsystem stärkt.

Bleiben wir noch beim Thema Krebs, weil uns diese Krankheit als möglicher Schicksalsschlag doch alle mehr oder minder stark beschäftigt. Ähnliches wie von Vitamin C läßt sich auch von Vitamin A, Beta-Carotin (einem nur in pflanzlicher Kost vorkommenden Vitamin, das eine Vorstufe des Vitamin A ist), von Vitamin E und dem Spurenelement Selen sagen. Alle diese Vitalstoffe sind notwendig für ein gut funktionierendes Immunsystem. Damit ist ihre Anti-Krebs-Wirkung schon offenkundig, weil Krebs bekanntlich auf einer gravierenden Schwächung des Abwehrsystems beruht.

Diese fünf Substanzen werden von Orthomolekularen Medizinern denn auch als Vorbeugung gegen Krebs empfohlen – natürlich in erheblich kleineren, aber doch deutlich über den Mindestempfehlungen liegenden Mengen. Alle diese fünf Vitalstoffe haben nämlich eine gemeinsame Fähigkeit: Sie wirken freien Radikalen entgegen. Zum besseren Verständnis sei näher erläutert, was freie Radikale sind und welche negativen Wirkungen sie im Organismus entfalten.

Es handelt sich dabei um biochemische Substanzen, die auf zweifache Weise in den Körper gelangen. Zum einen fallen sie ständig im Organismus selber an. Sie entstehen nämlich bei vielen Prozessen in den Zellen, u. a. wenn Sauerstoff unvollständig verbrannt wird. Zum anderen gelangen sie von außen in den Körper, zum Beispiel durch Zigarettenrauch, durch ultraviolette Strahlen des Sonnenlichts, durch giftige Rückstände an Nahrungsmitteln, auch durch natürliche radioaktive Strahlung, durch manche Arzneimittel usw. Chemisch handelt es sich bei den freien

Radikalen um Atome, die durch ein Zuviel oder Zuwenig an einem Elektron »radikalisiert« sind und danach streben, diesen Zustand im Organismus auszugleichen. Zu diesem Zweck gehen sie Verbindungen mit Molekülen der Zellen ein. Auf diese Weise aber werden diese Zellen verändert und zerstört. Diesen Prozeß nun, der in jeder Sekunde vieltausendfach abläuft, können die genannten Vitalstoffe verhindern, indem sie ihrerseits die freien Radikalen unschädlich machen.

Eine der Folgen solchermaßen veränderter oder zerstörter Zellen ist die Entwicklung von Krebs. Hier kommt noch eine weitere höchst bedeutungsvolle Wirkung dieser Vitalstoffe hinzu: Sie können nicht nur die Entwicklung krebsiger Zellen unter dem Einfluß freier Radikalen verhindern, sondern auch bereits erste entartete Zellen unschädlich machen, vorausgesetzt sie sind noch nicht zu groß. Das oben erwähnte Beispiel mit dem Einfluß von Vitamin C hat das deutlich gemacht.

Bleiben wir noch bei den freien Radikalen, denn sie haben auch in vieler anderer Hinsicht verheerende Folgen im Organismus. Das wird verständlicher, wenn wir mal den Begriff freie Radikale als giftige oder sonstwie schädliche Substanzen übersetzen, die im Körper entstehen oder von außen eingedrungen sind. Und die gibt es bekanntlich in Hülle und Fülle. Sie wirken zum Beispiel mit bei dem Entstehen von Herzkrankheiten und Allergien, vor allem aber schwächen sie das Immunsystem und damit ist zahlreichen Krankheiten Tür und Tor geöffnet.

Dazu noch eine Begriffserklärung. Weil Vitalstoffe wie die oben genannten die freien Radikalen gewissermaßen einfangen, werden sie in der Literatur auch »Radikalenfänger« genannt. Und weil die zerstörerische Tätigkeit dieser radikalen Partikel Hand in Hand mit einer Fehlumsetzung von Sauerstoff in den Zellen geht, mit einer Oxidbildung in den Zellen, nennt man sie auch »Antioxidantien«. Auch andere Vitalstoffe haben die gleiche schätzenswerte Fähigkeit als Radikalenfänger, zum Beispiel die Aminosäuren. Darauf werden wir noch von Fall zu Fall zu sprechen kommen.

Bei den hohen Dosen, mit denen die Orthomolekulare Medizin auch arbeitet, ist es natürlich unerläßlich, daß einzig und allein der Arzt die Substanzen und ihre Mengen auswählt. Eine Selbstmedikation durch Laien mit so hohen Dosen könnte die bedenklichsten Folgen haben. Vitamin A ist ein Beispiel dafür. Bei Überdosierung können durchaus Intoxikationen auftreten, was nicht selten schon bei Säuglingen und Kleinkindern der Fall ist. Deshalb dürfen z. B. Schwangere wegen des hohen Vitamin-A-Gehaltes keine Leber essen. Eine anhaltende übermäßige Aufnahme von Kalium kann Herzstörungen und Kreislaufkollaps bewirken. Bei Überdosierung von Thiamin (Vitamin B_1) wurden schwere Schockzustände beobachtet. Diese drei Beispiele mögen unsere Warnung untermauern, daß Laien nicht mit hohen Dosen, die als »orthomolekular« mißverstanden werden, selbst experimentieren.

Unsere Vital-Plus-Therapie ist zwar von der Orthomolekularen Medizin abgeleitet, arbeitet aber meist mit modifizierten Dosen. Sie ist einesteils als selbständige Therapie zu verstehen, dann nämlich, wenn eine Behandlung mit Vitalstoffen allein Erfolg verspricht. Andernteils ist sie eine willkommene Zusatztherapie zu anderen Behandlungsmethoden. Denn oft schafft man mit einem solchen Vitalstoff-Schub die Grundlage dafür, daß andere Therapien besser wirken können.

Voraussetzung für die Vital-Plus-Therapie oder den massiven Eingriff durch Orthomolekulare Medizin ist eine genaue Diagnose, inwieweit denn Vitalstoffmängel oder vielleicht auch -überschüsse vorliegen. Das läßt sich einmal durch Analysen von Blut bzw. Urin ermitteln. Zum anderen versuchen wir durch Befragung so genau wie möglich zu ermitteln, was denn der Patient für Ernährungsgewohnheiten hat. Auch daraus lassen sich schon Rückschlüsse ziehen. Schließlich sind auch noch gewisse besondere Lebensumstände von Bedeutung. Dafür ein etwas ausgefalleneres Beispiel: Wenn jemand ein künstliches Hüftgelenk trägt, kann es sein, daß aus dessen Metallegierung ständig etwas Chrom freigesetzt wird. Dann wäre es nicht angezeigt, dem Patienten dieses Spurenelement noch zusätzlich zuzuführen.

Dieses letzte Beispiel zeigt, daß buchstäblich alle Lebensumstände und Verhaltensweisen Einfluß auf unsere Gesundheit nehmen und auch eine Rolle für unser Thema spielen: Die möglichst gute Versorgung mit und Verwertung von Vitalstoffen. Wohl dem, der gesund ist und sich auch gesund ernährt. Denn in der Nahrung sind alle Substanzen so »kombiniert«, daß sie auch ihre optimale Wirkung entfalten können. Doch jeder Arzt weiß: Nur eine Minderzahl von Menschen ernährt sich so ausgewogen. Bei der weitaus größeren Zahl stimmt irgend etwas nicht – und wäre es selbst etwas so Unverschuldetes wie der oben erwähnte Lithium-Mangel. Nach aller Erfahrung müssen wir heute davon ausgehen, daß rund Dreiviertel aller Menschen bei uns das nicht besitzen, was man »relative Gesundheit« nennt. Und dabei spielen Vitalstoff-Mängel eine nicht zu unterschätzende Rolle.

Bei der Vital-Plus-Therapie geht es aber nicht nur darum, diese Mängel auszugleichen. Ihr Ziel ist es noch mehr, durch eine etwas vermehrte Zufuhr von Vitalstoffen ein größeres Maß an Gesundheit und Wohlbefinden zu erreichen. Eine erprobte Möglichkeit dafür ist zum einen unsere Vital-Plus-Diät und die nachfolgende Orientierung der Ernährung an den Vital-Plus-Prinzipien, worüber später sehr ausführlich zu sprechen sein wird. Eine weitere Möglichkeit ist es, sich mit zusätzlichen Vitalstoff-Präparaten zu versorgen, natürlich mit der Warnung, damit nicht zu übertreiben. Um diese Warnung zu unterstreichen, sei ein beliebiges Beispiel herausgegriffen: Frauen haben bis zum Klimakterium häufig einen gewissen Eisenmangel. Ein Eisen-Präparat ist dann häufig angezeigt. Führt man sich aber übereifrig zuviel Eisen zu durch ein Präparat, kann daraus ein Zinkmangel entstehen, denn Eisen in hohen Mengen vermindert die Zinkresorption im Darm. Daß jemand durch Ernährung allein in eine solche Gefahr gerät, ist allerdings in aller Regel ausgeschlossen – so einseitig kann sich wohl kaum ein Mensch ernähren. Bei den Vitalstoff-Präparaten ist im übrigen auf dem Beipackzettel grundsätzlich die Dosierung angegeben; sich daran zu halten ist eine Selbstverständlichkeit, wenn vom Arzt nichts anderes verordnet wurde.

Und natürlich sollten Sie auch Ihren Arzt fragen, wenn Sie gewisse Vitalstoff-Präparate verwenden wollen, zumindest über längere Zeit. Das gilt vor allem bei Präparaten mit Vitamin A, D, Nicotinamid (Vitamin B_3), Eisen, Jod, Lithium und anderen seltenen Spurenelementen sowie verschiedenen Aminosäuren. Das heißt freilich noch nicht, daß der Arzt dann entsprechende Präparate auch auf Rezept verordnet, seit der Gesundheitsreform schon gleich gar nicht. Es kann auch sein, daß der Arzt gar nicht recht viel davon hält und nur mit der Schulter zuckt. Dann sollten Sie noch ein bißchen intensiver nachfragen . . .

Kehren wir zur Ernährung zurück. Vital-Plus bedeutet, daß Sie Ihrem Körper ein Optimum an Vitalstoffen zuführen, wobei selbstverständlich gleichzeitig auf die optimalen Anteile der Makronährstoffe, also von Eiweiß, Fett und Kohlenhydraten, geachtet wird. Wir haben auch schon gesagt, daß eine möglichst gesunde Ernährung von der

Naturbelassenheit der Lebensmittel abhängt und von den Methoden der Zubereitung. Näheres über Garmethoden lesen Sie in Kapitel 6. Ernährung nach Vital-Plus ist aber auch deshalb so gesund, weil in den Lebensmitteln alle Nähr- und Vitalstoffe von Natur aus in optimalen Zusammensetzungen vorhanden sind. Die Natur macht keine Fehler, nur wenn die Menschen die Natur verfälschen, werden Mängel oder Fehler daraus.

Wir haben auch schon auf die Defizite hingewiesen, die durch mangelhafte Resorptionsfähigkeit im Organismus entstehen können. Auch dieses Problem wird geringer, wenn wir uns nach den Erkenntnissen der Vital-Plus-Therapie ernähren, eben weil durch gesunde Ernährung die Nährstoffe in den Körper gelangen. Das Miteinander und Gegeneinander dieser Substanzen ist nämlich ein reichlich kompliziertes Problem. Erinnern Sie sich an das vorhin erwähnte Beispiel von konzentrierter Eisensubstitution, worunter die Versorgung mit Zink beeinträchtigt wird. Der umgekehrte Fall ist noch wesentlich häufiger: daß nämlich die Wirkung der einen Substanz von der Mitwirkung anderer Substanzen abhängig ist. Auch dafür einige Beispiele:

Die Anwesenheit von Vitamin C fördert die Resorption von Eisen. Bei Eisenmangel sollte deshalb auch immer auf eine gute Versorgung mit Vitamin C geachtet werden.

Das gleiche gilt für Vitamin B_2: Es sorgt dafür, daß im Darm überhaupt genügend Eisen aus der Nahrung aufgenommen werden kann.

Schwefel braucht u. a. die Leber bei ihrer Aufgabe als Entgiftungsorgan. Die Verwertung von Schwefel aber ist abhängig von den Vitaminen B_1 und Biotin. Mangelt es an ihnen, leidet also die Leber, wenn auch auf einem Umweg.

Ein ganz bekanntes Beispiel ist Kalium. Wir wissen heute,

daß manche Medikamente eine übermäßige Ausschwemmung dieses Mineralstoffes zur Folge haben, eine der zahlreichen unerwünschten Nebenwirkungen. Kalium, das u. a. für die Regulation des Wasserhaushalts im Körper mit zuständig und eigentlich in vielen Lebensmitteln reichlich vorhanden ist, hat aber auch einen gefährlichen Gegenspieler: Natrium, einen Hauptbestandteil unseres Kochsalzes. Natrium hält Wasser im Körper zurück, und wenn jemand übermäßig Salz genießt, reicht unter Umständen eine normale Kalium-Versorgung nicht mehr aus, um den Wasserhaushalt im Gleichgewicht zu halten.

Bioflavonoide (bestimmte pflanzliche Wirkstoffe, die früher Vitamin P genannt wurden und zu denen u. a. das Rutin gehört) sind wichtig, damit der Körper das Vitamin C ausreichend nützen kann. Denn sie bewahren dieses Vitamin davor, daß es im Organismus zu früh oxidiert und dadurch unwirksam wird.

Gegenspieler (also in ihrer Wirkung sich gegenseitig aufhebende Substanzen) sind z. B. Magnesium und Calcium in manchen ihrer Funktionen. Soweit sie durch die Ernährung oder durch entsprechend ausgewogene Kombipräparate zugeführt werden, spielt das keine Rolle. Werden sie dagegen als massive Einzelpräparate substituiert, sollte man darauf achten, daß man sie mit einem gewissen zeitlichen Abstand zueinander einnimmt.

Orotsäure (Vitamin B_{13}) unterstützt das Vitamin B_{12} bei bestimmten Stoffwechselprozessen.

Vitamin C aktiviert zahlreiche Enzyme.

Molybdän mobilisiert das Eisen im Organismus.

Das sind, wie gesagt, nur ein paar Beispiele, um zu zeigen, wie sehr alle diese Substanzen voneinander abhängen und wie sehr alle unsere Organe nur zufriedenstellend funktionieren können, wenn sie alle ständig ausreichend präsent sind. Fehlt auch nur eine einzige von ihnen, entstehen bereits Defekte, die unsere Organsysteme beeinträchtigen und entsprechende Folgeschäden verursachen.

Als Beispiel sei das seltene Spurenelement Molybdän genannt. Molybdän ist Bestandteil dreier hochwichtiger Enzyme. Eines davon namens Xanthinoxidase ist für die Ausscheidung von Harnsäure zuständig. Ein Zuviel an Harnsäure ist bekanntlich der Auslöser für Gicht. Ein Defizit an Molybdän ist also mitverantwortlich für die Entstehung von Gicht.

Ein anderes Beispiel: Eines der Hormone, die in der Thymusdrüse Lymphozyten für die Immunabwehr ausbilden und sie zu sog. T-Lymphozyten machen, ist das Thymulin. Es kann diese Aufgabe aber nur erfüllen, wenn genügend Zink vorhanden ist (genauer gesagt: Thymulin hat als Cofaktor das Spurenelement Zink). Mangelt es an Zink, werden weniger T-Lymphozyten ausgebildet und die Immunabwehr wird geschwächt.

Eine andere Möglichkeit von vielen, daß das Immunsystem geschwächt wird, ist eine Verkümmerung der Schleimhäute. Diese Häute, die vom Mund bis zum Darmausgang das Körperinnere auskleiden, haben eine hohe Bedeutung für die Abwehr von Erregern. Ihr Deckgewebe besteht aus den sog. Epithelzellen. Der Aufbau dieser Zellen hängt von der Zufuhr von Vitamin A und Vitamin B_5 (Pantothensäure) ab. Mangel ruft eine entsprechende Abwehrminderung hervor.

Und Obstverächter sollten sich einmal ausmalen, was sie alles in ihrem Organismus anrichten, bloß weil sie Obst nicht mögen. Obst ist unser wichtigster Lieferant für das Vitamin B_{15} (Pangamsäure). Die bedeutendste Wirkung dieser Substanz liegt darin, daß es den Zellen hilft, Sauerstoff besser zu nutzen. Die richtige Nutzung von Sauerstoff ist das A und O der Zellgesundheit. Mangelernährung dagegen führt dazu, daß die Zellen leichter entarten.

Eine ausführliche Zusammenstellung der Hauptwirkungen aller Vitalstoffe finden Sie am Ende dieses Kapitels. Doch lassen Sie uns zunächst einmal nach diesen vielen Beispielen, die jeweils eine spezifische Situation beschrieben haben, um Sie mit dem Thema vertraut zu machen (und auch, es sei nicht verschwiegen, um Ihnen Appetit auf eine gesunde Ernährung zu machen), ein Zwischenresümee ziehen, was denn Ernährung im Sinne von Vital-Plus bewirken will und was Sie damit erreichen können.

Mit Fragen zur gesunden Ernährung befassen sich die Experten seit gut hundert Jahren. Vorher fehlten die wissenschaftlichen Erkenntnisse in weitem Maße. Und für die Menschen früherer Generationen war das Problem auch gar nicht so relevant. Denn eines hatten sie uns zumindest voraus: Ihre Nahrung war weitgehend naturbelassen, lieferte ihnen also in einem weit höheren Maße auch alle Vitalstoffe. Und ihre Ernährung war erheblich frugaler und deshalb auch weit mehr auf pflanzliche Kost angewiesen. Man erinnere sich nur, daß es in den Hungerjahren nach dem Zweiten Weltkrieg kaum solche Folgen der Überernährung gab wie Gicht, Diabetes und Arteriosklerose. So gesehen ist man fast versucht, zu sagen, es waren bessere Zeiten ...

Zu den wichtigsten Erkenntnissen der Ernährungswissenschaft und der Medizin überhaupt gehört die Erforschung der Vitamine, Mineralstoffe, Spurenelemente, Aminosäuren und Fettsäuren, die im übrigen noch gar nicht ganz abgeschlossen ist. Denn dadurch haben wir ein solides Basiswissen erlangt, auf dessen Grundlage nicht nur Versorgungsdefiziten vorgebeugt werden kann, sondern das auch eine eigene Therapie ermöglicht hat, die Orthomolekulare Medizin.

Dieses wissenschaftlich gesicherte Basiswissen ist heute auch jedem medizinischen Laien zugänglich. Es ist auch ohne die genaue Kenntnis biochemischer und physiologischer Mechanismen und Abläufe verwertbar. Jeder Mensch, dem die Erhaltung seiner Gesundheit ein ernstes Anliegen ist, kann es nützen, indem er seine Ernährung an gewissen Prinzipien orientiert.

Diese Prinzipien sind in der Vital-Plus-Diät optimiert. Wir haben die Vital-Plus-Diät-Therapie im Schwarzwald Sanatorium Obertal entwickelt (wobei hier vor allem auch an die Arbeit des früheren langjährigen Chefarztes Dr. Hermann Geesing erinnert werden muß), um einesteils die vielen Möglichkeiten der Orthomolekularen Medizin noch breiter nützen zu können, andernteils um sie auch medizinischen Laien vertrauter zu machen und teilweise selbst an die Hand zu geben. Auf der Basis der Orthomolekularen Medizin ist die Vital-Plus-Therapie geeignet, als Zusatztherapie die Wirksamkeit anderer Behandlungsmethoden zu unterstützen und zu erhöhen. Das gilt in besonderem Maße für alle Therapien, die der Verbesserung des Immunsystems dienen.

Ernährung im Sinne von Vital-Plus ist ein Programm, nach dem man sich ein Leben lang richten kann. Wir wissen aus den Aussagen zahlreicher Patienten, die diese Art der Ernährung bei uns kennen- und schätzengelernt haben, daß es ihnen keinerlei Schwierigkeiten bereitet, sich auch zu Hause im Alltag danach zu richten. Und genauso zahlreich sind auch die Stimmen von Patienten, daß sie sich mit dieser Ernährung ungleich wohler, gesünder und vitaler fühlen.

Der Ernährung im Sinne von Vital-Plus liegen die folgenden **neun Prinzipien** zugrunde:

- Angleichung der Kost an die tatsächlichen physiologischen Bedürfnisse des menschlichen Organismus –
- Möglichst vielseitige Kost, was nicht zuletzt auch dem Gaumen bekommt –

- Möglichst naturbelassene Kost, um Defizite zu vermeiden, die durch Erzeugung und Verarbeitung von Lebensmitteln entstehen –
- Möglichst vitalstoffreiche Kost, um auch mit der Nahrung aktiver organische Abläufe und Funktionen zu unterstützen –
- Zufuhr der einzelnen Nährstoffe in einem optimalen Verhältnis zueinander –
- Möglichst Vermeidung von Defiziten durch die Zubereitung –
- Ernährung im Sinne von Vital Plus schon im gesunden Zustand, also zur Vorbeugung –
- Ganz gezielte Ernährung im Falle von Krankheiten (vor allem auch chronischen), Leiden und Beschwerden –
- Zusätzliche Substitution von Vitalstoff-Präparaten, ebenso schon im Sinne der Vorbeugung, erst recht aber dann, wenn sich Defizite durch die Nahrung allein nicht mehr genügend ausgleichen lassen und wenn diagnostiziert ist, daß sich gesundheitliche Probleme durch Vitalstoffe positiv beeinflussen und bessern lassen.

Die folgende Liste zeigt Ihnen, welche Vitalstoffe an welchen Prozessen im Organismus beteiligt sind; welche Folgen entstehen, wenn sie nicht genügend vorhanden sind; und mit welchen Substanzen die Vital-Plus-Therapie im jeweiligen Fall gezielt eingreift.

Vitamine und vitaminähnliche Substanzen

Beta-Carotin   Antioxidans gegen freie Radikale und Schutzfaktor gegen Krebs; Steigerung der Immunabwehr. Ein Teil des Beta-Carotins, das nur in

Pflanzen vorkommt, wird im Körper in Vitamin A umgewandelt (deshalb die frühere Bezeichnung Provitamin A).

Retinol (Vitamin A) Steigerung der Immunabwehr und Schutzfaktor gegen Krebs; gegen Infektanfälligkeit; zur Funktionssteigerung der Epithelzellen von Haut und Schleimhäuten (in bezug auf die Haut wird Retinol manchmal auch »Schönheitsvitamin« genannt; eine gestörte Epithelfunktion kann die verschiedensten Folgen haben wie z. B. Veränderungen der Harnwege und Atemwege); gegen Schilddrüsenüberfunktion und gestörtes Knochenwachstum; zur Funktionsverbesserung der Augen und gegen Nachtblindheit.

Thiamin (Vitamin B$_1$) Neurotropes, also auf die Nerven wirkendes Vitamin; gegen Nervenentzündungen; gegen Nervosität und das Hyperkinetische Syndrom (»Zappelphilipp«); gegen Angstzustände und Depressionen; gegen Muskelschwäche und Leistungsschwäche; hilfreich bei Migräne und Wetterfühligkeit und bei Schmerzen; wichtig für die Verarbeitung der Kohlenhydrate. Achtung: Alkohol stört die Verwertung von Thiamin; die

Mehrzahl der Alkoholiker hat deshalb einen entsprechenden Mangel (mit Folgen wie Gehirnschäden, Reflexverlusten u. ä.).

**Riboflavin
(Vitamin B$_2$)**

Bestandteil vieler Enzyme und von einer gewissen Bedeutung für die Zellgesundheit; gegen Nervenstörungen (Riboflavin wirkt ebenfalls neurotrop); gegen Trübungen der Augenlinse, Hautverschlechterungen, Wachstumsstörungen; wichtig für die Eisenresorption im Darm.

**Nicotinamid
(Vitamin B$_3$)**

Gegen einen zu hohen Cholesterinspiegel (und dadurch gegen Arteriosklerose und deren Folgen); gegen Durchblutungsstörungen, weil es die Blutgefäße erweitert (dadurch u. a. eine Hilfe bei Migräne und Morbus Raynaud); Hilfe bei Lebererkrankungen, wo Nicotinamid in enzymatischer Form bei der Zellerneuerung hilft; gegen Pellagra.

**Pantothensäure
(Vitamin B$_5$)**

Fördert die Epithelzellenbildung der Haut und Schleimhäute; gegen Entzündungen in Mund, Rachen, Atemwegen und Darm; gegen verzögerte Wundheilung. Mängel hemmen auch die Bildung von Antikörpern, die Nierenfunktion und schädigen das Nervensystem.

Pyridoxin **(Vitamin B$_6$)**	Als Bestandteil vieler Enzymsysteme von großer Bedeutung für den Stoffwechsel von Eiweiß und Aminosäuren (deshalb wichtig für Blutbild und Nerven); gegen Infektanfälligkeit, Nervenstörungen, chronische Müdigkeit; gegen bestimmte Arten von Anämie; gegen Beschwerden des Prämenstruellen Syndroms und gegen Migräne (vorbeugend); gegen beginnendes Carpaltunnelsyndrom; Vorbeugung gegen Oxalat-Nierensteine und vermutlich Diabetes mellitus sowie Arteriosklerose und damit Herzinfarkt; Hilfe auch bei Rheuma und Arthritis. Achtung: Vermehrter Verbrauch bei Alkoholkonsum; durch die Anti-Baby-Pille kommt es leichter zu einem Mangel an B$_6$.
Cyanocobalamin **(Vitamin B$_{12}$)**	Von hoher Bedeutung für ein normales Blutbild und für die Zellerneuerung sowie für ein gesundes Nervensystem; gegen perniziöse Anämie; gegen neuropsychische Störungen (Stimmungsschwankungen, Gedächtnisverlust, Persönlichkeitsveränderungen, Bewegungsstörungen der Gliedmaßen); auch gegen erhöhte Blutfette, Arteriosklerose.
Biotin	Wichtig für Stoffwechselprozesse in den Zellen; gegen Haut- und

Schleimhautschäden; gegen zu hohe Cholesterinwerte im Blut und damit gegen Arteriosklerose; gegen Übererregbarkeit; gegen Haarausfall und brüchige Fingernägel.

Folsäure

Günstiger Einfluß auf die Bildung von Antikörpern; in Wechselwirkung mit Cyanocobalamin gegen perniziöse Anämie, desgleichen gegen eine Funktionsstörung der Eierstöcke und gegen Unfruchtbarkeit; gegen Entzündungen der Mundschleimhaut und gegen Störungen des Haarwuchses sowie gegen Arteriosklerose.

Cholin

Teil des Lecithins, das in der Leber gebildet wird; von Bedeutung für den Fettstoffwechsel; gegen Arteriosklerose und Fettleber; Hilfe für die Gehirnzellen.

Inosit

Teil des Lecithins; gegen Leberkrankheiten, Schlafstörungen, Angstzustände und Störungen des Haarwuchses; gut für eine gesunde Haut.

Bioflavonoide (früher: Vitamin P), z. B. Rutin

Schützt Vitamin C im Körper vor zu früher Oxidation; gegen allergische Reaktionen und Entzündungen; für die Gefäßgesundheit.

Para-Amino-Benzoe-Säure (PABA)

Wichtiger Teil der Folsäure; gegen schädliche UV-Strahlen

(»Sonnenschutz-Vitamin«); gegen
Ekzeme und gegen Vitiligo (Weiß-
fleckenkrankheit, eine Depigmen-
tierung der Haut).

Pangamsäure
(Vitamin B$_{15}$)

Wichtig für die Sauerstoffnutzung
in Gewebezellen; gegen Durchblutungsstörungen im Herzmus-
kel (durch Verbesserung der Sauerstoffversorgung) und deshalb
gegen Angina pectoris.

Ascorbinsäure
(Vitamin C)

Antioxidans gegen freie Radikale
und Schutzfaktor gegen Krebs;
Steigerung der Immunabwehr;
gegen Infektanfälligkeit; Stimulie-
rung der Blutbildungszentren;
gegen zu hohe Blutfettwerte und
damit gegen Arteriosklerose und
ihre Folgen (vor allem für das
Herz); gegen Allergien; gegen
Schäden an Haut und Bindegewebe (weil die Collagenbildung
gefördert wird); gut für die Wundheilung; wichtig für die Eisenver-
wertung im Organismus; Hilfe bei
Trübung der Augenlinsen (Grauer
Star) und beim Parkinson-Syn-
drom; gegen Gefäßbrüchigkeit;
Mithilfe beim Abbau von Giftstoffen durch Enzyme; Schutz für die
Leberzellen.

Colecalciferol
(Vitamin D)

Wird unter dem Einfluß von Son-
nenlicht zum Teil im Körper selbst

gebildet; gegen Rachitis; gegen Knochenbrüchigkeit (Osteoporose); gegen bestimmte Formen von Krebs (Darm, Brust); in pharmazeutisch abgewandelter (wasserverträglicher) Form gegen Schuppenflechte (weil es eine zu rasche Zellteilung verhindert).

Alpha-Tocopherol (Vitamin E)
Antioxidans gegen freie Radikale, damit auch ein gewisser Krebsschutz; ausgeprägter antisklerotischer Effekt (es verhindert die Oxidation der Blutfette, und nur die oxidierten Fette führen zu Ablagerungen in den Gefäßen), damit auch eine protektive Wirkung gegen Herzinfarkt und andere durch Arteriosklerose bedingte Erkrankungen sowie gegen Durchblutungsstörungen; gegen Entzündungen bei Erkrankungen des rheumatischen Formenkreises; gegen vorzeitige Alterung der Haut und gegen Hautschäden; allem Anschein nach auch positiver Einfluß auf das Hormonsystem (Besserung von Wechseljahrbeschwerden, Steigerung der Fruchtbarkeit).

Vitamin K
Gegen einen zu niedrigen Prothrombingehalt des Blutes, wodurch es zu Blutungen an Organen und Geweben kommen kann. Gut für die Knochen.

Mineralstoffe und Spurenelemente

Kalium   Von großer Bedeutung für die
                            Regulation des Wasserhaushalts
                            im Körper und des osmotischen
                            Drucks in den Zellen; gegen
                            einen zu hohen Blutdruck und
                            gegen eine Verengung der Blutge-
                            fäße; gegen Herzschädigungen
                            (u. a. Herzinsuffizienz, Rhyth-
                            musstörungen, Herzjagen); för-
                            dert und reguliert die Erregbarkeit
                            der Muskelzellen; gegen unerklär-
                            liche Müdigkeit.

Natrium/Chlor   Wie Kalium ebenfalls von Bedeu-
                            tung für den Wasserhaushalt und
                            den osmotischen Druck
                            (Natrium); gegen Müdigkeitser-
                            scheinungen (Natrium); gegen
                            Schwindel, Kopfschmerzen, Mus-
                            kelkrämpfe, Störungen der Herz-
                            tätigkeit, wenn Natriummangel
                            zugrunde liegt; gegen eine Stö-
                            rung des Salzsäuregehalts im
                            Magensaft, wenn ein Mangel an
                            Chlor (Chlorid) vorliegt. Anmer-
                            kung: Kochsalz besteht aus
                            Natrium und Chlor (Natriumchlo-
                            rid); die in etwa 20 Prozent aller
                            Fälle beobachtete Überhöhung
                            des Blutdrucks wird allein vom
                            Chlor bewirkt.

Magnesium	Aktiviert nahezu alle Enzyme, die am Energiestoffwechsel beteiligt sind, dadurch hohe Bedeutung für die Muskelkontraktion (u. a. des Herzmuskels) und die Erregungsübertragung von Nerven auf die Muskeln; gegen Herzkrankheiten und Herzstörungen (Infarkt, Angina pectoris, funktionelle Herzstörungen wie Atemnot, Druck, Schwindel); gegen nächtliche Wadenkrämpfe, Nervosität und depressive Stimmungen; gegen zu hohe Blutfettwerte und zu hohen Blutdruck sowie entsprechende Folgekrankheiten; gegen Menstruationsbeschwerden; gegen neurovegetative Störungen und Migräne; gegen Neubildung von Nierensteinen; Hilfe bei Altersdiabetes.
Calcium	Wichtigster Baustoff für das Skelett (im Zusammenwirken mit Vitamin D), deshalb gegen Osteoporose (Knochenbrüchigkeit) und Zahnverfall; große Bedeutung für die Nerven (Steuerung der Nervenimpulse), deshalb gegen Reizbarkeit, Unruhe, Nervosität, Schlaflosigkeit und Symptome, die unter dem Begriff Vegetative Dystonie zusammengefaßt werden; gegen zu hohen Blutdruck

und allergische Reaktionen; Schutz vor Umweltgiften (Cadmium, Blei); Schutzfaktor gegen Darmkrebs.

Phosphor

Als Calciumphosphat (also zusammen mit Calcium) Baustoff der Knochen, als Phosphorlipid Baustein der Zellen; von Bedeutung für die Umwandlung der Nahrung in Energie; von Bedeutung für Gehirn- und Nervengewebe; Baustein phosphorhaltiger Enzyme. Achtung: Die meisten Leute nehmen durch die Nahrung ohnehin zuviel Phosphor auf im Verhältnis zu Calcium, und das schadet dann eher den Knochen.

Eisen

Unerläßlich für die Bildung von Hämoglobin, das den Sauerstoff zu den Zellen transportiert, deshalb gegen Hämoglobinmangel (Blutarmut oder Eisenmangel-Anämie); wichtig für die Funktion des Nervensystems; Bestandteil von Enzymen; Mitwirkung bei den Aktivitäten der T-Lymphozyten und Phagozyten (Immunsystem); wirkt Einlagerung von Cadmium entgegen.

Jod

Wichtig für die Hormonbildung in der Schilddrüse; gegen Kropfbildung und Basedowsche Krankheit.

Fluorid	Verhindert bakterielle Säuren am Zahnbelag und härtet den Zahnschmelz; hilft mit bei der Vorbeugung gegen Osteoporose; vermutlich auch vorbeugende Wirkung gegen Arteriosklerose.
Schwefel	Bestandteil wichtiger Aminosäuren; wirkt im Stoffwechselhormon Insulin mit; hilft der Leber bei der Entgiftung; wichtig für die Verwertung der Vitamine B_1 und Biotin; gegen Hautkrankheiten und Schäden an Haaren und Nägeln; für gesunde Knochen und Gelenke.
Selen	Antioxidans gegen freie Radikale und Schutzfaktor gegen Krebs (in therapeutischen Dosen tötet es sogar Krebszellen ab und hemmt auch das Geschwulstwachstum); Steigerung der Immunabwehr; gegen Allergien, Infektionen und rheumatische Erkrankungen; verringert das Risiko einer Arteriosklerose, verbessert die Durchblutung der feinsten Gefäße und sorgt für mehr Sauerstoff im Herzen, deshalb große Bedeutung für die Herzgesundheit; gegen Grauen Star, Morbus Crohn, Schuppenflechte und Neurodermitis; macht Umweltgifte unschädlich (Cadmium, Quecksilber, Blei, Arsen).

Zink	Bestandteil jeder Zelle, wichtig für viele Enzyme, Beteiligung am Knochenaufbau und Zuckerstoffwechsel; gegen Morbus Crohn, geschwürige Dickdarmentzündung, Magersucht, Herpes, Ohrensausen, Prostatahypertrophie, Ulcus cruris, Krebs, Bluthochdruck, Unfruchtbarkeit, Diabetes mellitus, chronische Müdigkeit; wichtig auch für gesunde Haut und Wundheilung.
Kupfer	Wichtiger Bestandteil von Enzymen; beteiligt an gewissen Antikörpern und von Bedeutung für die Blutbildung; Mitwirkung am Knochenstoffwechsel; entzündungshemmende Wirkung; mitbeteiligt an der Unschädlichmachung von freien Radikalen.
Zinn	Vermutlich günstiger Einfluß auf zu hohen Blutdruck und bei der Therapie der Schuppenflechte.
Kobalt	Aktiviert verschiedene Enzyme, mitbeteiligt an der Bildung und Ausreifung der roten Blutkörperchen und an der Jodaufnahme durch die Schilddrüse. Wer genügend Vitamin B_{12} hat, braucht kein zusätzliches Kobalt.
Chrom	Sorgt für die Regulierung des Blutzuckers, deshalb gegen Diabetes

mellitus; gegen Arteriosklerose und damit deren Folgekrankheiten.

Mangan

Wichtig für den Stoffwechsel von Knochen und Gelenken, deshalb Vorbeugung gegen Osteoporose und Arthrosen; wichtig für Enzyme; vermutlich auch von Bedeutung für den Blutzucker.

Molybdän

Bestandteil verschiedener Enzyme, die für die Ausscheidung der Harnsäure, die Umwandlung von Alkohol in der Leber und für die Umwandlung schädlicher Sulfite aus der Nahrung zuständig sind. Auch verschiedene Mineralstoffe und Spurenelemente brauchen Molybdän.

Nickel

Verstärkt vermutlich die Wirkung von Insulin; mildert wahrscheinlich schädliche Wirkungen des Streßhormons Adrenalin.

Silizium

Vermutlich von Bedeutung für Gewebe, Bindegewebe und Knochen; wahrscheinlich vorbeugende Wirkung gegen Arteriosklerose und deren Folgen.

Lithium

Wirkt gegen Depressionen, auch vorbeugend; regt die Bildung von Leukozyten (weißen Blutkörperchen) an, die für das Immunsystem von größter Bedeutung sind.

Vanadium	Vorbeugende Wirkung gegen Osteoporose, Karies und Arteriosklerose; günstige Wirkungen bei Diabetes mellitus.

Anzumerken ist, daß die Mehrzahl der Spurenelemente noch längst nicht genügend erforscht ist. Man kann davon ausgehen, daß noch weitere günstige Wirkungen ermittelt werden.

Aminosäuren

Leucin	Baut das Eiweiß im Blutplasma und im Gewebe auf; stärkt allgemein die Widerstandskraft gegen Krankheiten und wirkt allgemeiner Schwäche entgegen; wichtig zur besseren Streßbewältigung.
Lysin	Stärkung des Immunsystems; wird von verschiedenen Enzymen gebraucht; wirkt Herpes simplex entgegen; gut für das Bindegewebe.
Isoleucin	Fördert die Wirkung anderer Aminosäuren; hilft bei der Bewältigung von Streß.
Methionin	Wichtiger Baustein anderer Wirkstoffe (Noradrenalin, Adrenalin); guter Schutzfaktor für die Leber; liefert Schwefel und Muskelenergie.

Threonin	Wichtig für Knochen und Wachstum; ähnlich wie Isoleucin.
Valin	Wirkt mit beim Aufbau von Hämoglobin (das den Sauerstoff zu den Zellen transportiert); von Bedeutung für die Nervenfunktionen.
Phenylalanin	Baustoff verschiedener Hormone; gegen Depressionen und Parkinsonsche Krankheit.
Tryptophan	Bildet im Gehirn den Neurotransmitter Serotonin, deshalb gut gegen Schlafstörungen; gegen Altersschwachsinn; notwendig für die Bildung von Nicotinamid.

Insgesamt gibt es mehr als 20 Aminosäuren, die Bausteine der Proteine und damit der Körpersubstanz sind. Die Mehrzahl kann der Körper selbst synthetisieren. Acht andere aber sind für den erwachsenen Menschen essentiell und müssen ausschließlich von außen, also durch die Nahrung oder im Bedarfsfall durch ein Präparat zugeführt werden. Diese acht wurden hier einzeln aufgeführt.

Fettsäuren

Linolsäure	Rohstoffe für die Bildung der Prostaglandine (Gewebshormone), die
Linolensäure	
Gamma-Linolensäure	ihrerseits wieder Schutzmittel für
Eikosapentaensäure	Herz und Kreislauf sind, weil sie
(Omega-3-Fettsäure)	zu hohe Blutfettwerte senken,

Thromben (Blutverklumpungen) verhindern und damit Herzinfarkt und Lungenembolie vorbeugen, die Fließeigenschaft des Blutes verbessern, zu hohen Blutdruck senken. Weitere Wirkungen der essentiellen Fettsäuren richten sich gegen Wachstumsstörungen, verzögerte Wundheilung, Infektanfälligkeit, Entzündungen (z. B. rheumatische). Essentielle Fettsäuren sind Bestandteil vieler Zellstrukturen, vor allem der Nervenzellen, halten die Haut gesund und wirken auch der Entstehung von Neurodermitis entgegen.

Diese positiven Wirkungen haben nur die sog. essentiellen Fettsäuren und die »bedingt essentiellen«, denn absolut unerläßlich ist nur die Linolsäure, weshalb sie gemeinsam aufgezählt werden. Unter essentiellen Fettsäuren versteht man die mehrfach ungesättigten Fettsäuren (Polyensäuren), die fast ausschließlich in pflanzlichen Fetten vorkommen, kaum dagegen in tierischen.

6
Kochen und Essen
à la Vital Plus

Vollwertkost ist längst nicht mehr nur eine Sache von »Außenseitern« oder gar »Sektierern«. Wie schon mal gesagt, hatten es in dieser Hinsicht unsere Vorfahren leichter: Ihre Nahrung war, wenn auch frugaler, so doch von Haus aus das, was wir heute als vollwertig bezeichnen – ganz einfach deshalb, weil man die vielen Methoden und Möglichkeiten der industriellen Verarbeitung und »Verfeinerung« noch gar nicht kannte. Tatsächlich gab es dann schon zu Beginn unseres Jahrhunderts die erste massive Kritik an der »modernen« Ernährung (ein Vorläufer dieser Kritik war Sebastian Kneipp, der schon im 19. Jahrhundert auf den Wert der Vollkornnahrung hinwies, ohne daß ihm dafür wissenschaftliche Erkenntnisse zur Verfügung standen). Und tatsächlich war es dann zunächst nur eine kleine Minderheit, die sich auf eine gesunde Ernährung besann.

Heute hat sich diese Situation längst geändert. Denn immer mehr Menschen stehen der üblichen Ernährung, mag sie »gut bürgerlich« oder »Feinschmeckerkost« sein, kritisch gegenüber. Immer mehr Menschen fragen auch: Wie ernähre ich mich gesünder? Und zwar nicht erst, wenn das Kind schon in den Brunnen gefallen ist, wenn also etwa ein Diabetes mellitus oder ein Leberschaden manifest ist, sondern schon lange zuvor, also im Sinne der Vorbeugung.

Gefördert oder überhaupt erst ins Leben gerufen wurde dieses Ernährungsbewußtsein vor allem durch die Wissenschaft: Zum einen, weil ständig neue Erkenntnisse über die Funktion und die Wirkungen der Ernährung gewonnen worden sind (und noch werden), zum anderen, weil auch auf medizinischer Seite diese Erkenntnisse immer mehr in die Praxis umgesetzt werden. Ausgewogene Vollwertkost gilt heute zu Recht als das Optimum einer gesunden Ernährung. Und sie wurde erst jüngst von den Experten K. v. Koerber, Th. Männle, C. Leitzmann, M. Eisinger und B. Watzl in ihren »Grundsätzen der Vollwert-Ernährung« so definiert:

1. Bevorzugung pflanzlicher Lebensmittel (überwiegend lakto-vegetabile Ernährungsweise)

2. Bevorzugung gering verarbeiteter Lebensmittel (Lebensmittel so natürlich wie möglich)

3. Reichlicher Verzehr von unerhitzter Frischkost (etwa die Hälfte der Nahrungsmengen)

4. Zubereitung genußvoller Speisen aus frischen Lebensmitteln, schonend und mit wenig Fett

5. Vermeidung von Nahrungsmitteln mit Zusatzstoffen

6. Vermeidung von Nahrungsmitteln aus bestimmten Technologien (wie Gentechnologie, Food Design, Lebensmittelbestrahlung)

7. Möglichst ausschließliche Verwendung von Erzeugnissen aus anerkannt ökologischer Landwirtschaft (nach den AGÖL- bzw. IFOAM-Richtlinien)

8. Bevorzugung von Erzeugnissen aus regionaler Herkunft und entsprechend der Jahreszeit

9. Bevorzugung unverpackter oder umweltschonend verpackter Lebensmittel

10. Vermeidung bzw. Verminderung der allgemeinen

Schadstoffemission und dadurch der Schadstoffauf-
nahme durch Verwendung umweltverträglicher Produkte und Technologien
11. Verminderung von Veredelungsverlusten durch geringen Verzehr tierischer Lebensmittel
12. Vermeidung landwirtschaftlicher Produkte, deren Erzeugung, Verarbeitung und Vermarktung die Lebens-
bedingungen bestimmter Menschen beeinträchtigt,
besonders in Entwicklungsländern

Zugegeben, die beiden letzten Punkte (11 und 12) bein-
halten vor allem ein ethisches Problem. Aber ernährungs-
bewußten Menschen liegen solche Probleme nach aller
Erfahrung deutlich näher als den Gleichgültigen. Eines der
großen Probleme unserer Welt ist bekanntlich der Hunger.
Und es ist längst erwiesen, daß auf gleichen Flächen
deutlich mehr Nahrung erzeugt wird, wenn die Menschen
sie in pflanzlicher Form zu sich nehmen als »veredelt« in
tierischer Form. Darüber sollte man ruhig nachdenken –
und wäre es nur, um sich selbst pflanzliche Kost schmack-
hafter zu machen.
Einen geringeren Einfluß hat der einzelne Konsument auf
die Verminderung der allgemeinen Schadstoffemission
(Punkt 10), aber letztlich hängt es doch von jedem einzelnen ab, inwieweit und wie rasch auf diesem Gebiet Fort-
schritte zu erreichen sind. Dagegen hat sich das Bewußt-
sein umweltschädigender Verpackung (Punkt 9) in jüng-
ster Zeit bemerkenswert erhöht, auch beim Erzeuger und
Händler, wenngleich noch nicht genügend – die Müllhal-
den sind immer noch ein die Umwelt schwer belastendes
Problem.
Mitten in der Diskussion stehen wir alle, was die Veränderungen von Lebensmitteln durch bestimmte Technologien
betrifft (Punkt 6). Denn die genauen Folgen sind noch

längst nicht erforscht und bekannt. Hier kann man nur raten: Halten Sie sich an die Empfehlung, solche Lebensmittel zu vermeiden. Eine Notwendigkeit, sie bedenkenlos zu verwenden, besteht ja nicht.

Die Bevorzugung regionaler und jahreszeitlicher Erzeugnisse (Punkt 8) haben wir schon empfohlen. Was zu allen Jahreszeiten an regionalen Produkten angeboten wird, genügt wirklich, um selbst Feinschmecker zufriedenzustellen. Es gibt auch zu keiner Jahreszeit einen Mangel an Produkten, der dann zu einem Mangel in der Ernährung führen würde. Man denke nur – als eines von zahlreichen Beispielen – an das vitaminreiche Sauerkraut, wenn etwa während der Wintermonate das Vitamin-C-Angebot etwas geringer ist. Im übrigen ist hier auch nur »Bevorzugung« und keineswegs »Ausschließlichkeit« anempfohlen.

Etwas mehr Probleme mag im Einzelfall die Versorgung mit Erzeugnissen aus ökologischem Anbau bereiten (Punkt 7). Das Angebot erweitert sich allerdings ständig. Mittlerweile gibt es an den allermeisten Orten entsprechende Anbieter. Andere Bezugsquellen sind die Reformhäuser und entsprechende Abteilungen vieler Großmärkte. Wie stark diese »Bewegung« ist, sieht man daran, daß es heute sogar Getränke wie Wein und Bier aus ökologisch einwandfreien Grundstoffen gibt. Es mag im Einzelfall einige Mühe bereiten, bis man die richtigen Händler gefunden hat. Wer aber erst mal den Wert ökologisch einwandfreier Ernährung erkannt hat, wird sie gerne auf sich nehmen.

Ganz sicher ein Problem ist auch die Vermeidung von Lebensmitteln mit Zusatzstoffen (Punkt 5). Doch es besteht Auskunftspflicht: Alle Zusatzstoffe sind angegeben. Trotz ihrer Zulassung kann man sie keineswegs alle für unbedenklich halten. Hingewiesen sei auf das Taschenbuch »E = eßbar?« von Maurice Hanssen, in dem alle Zusatzstoffe, ihre Herkunft, Verwendung, ihre möglichen Nebenwirkungen und typische Produkte mit diesen Substanzen aufgeführt sind. Rasche Information ist also möglich. Darüber hinaus gibt es aber mehr und mehr Lebensmittel auch im üblichen Handel, die solche Zusatzstoffe überhaupt nicht enthalten. Sie zumindest zu bevorzugen, kann man nur empfehlen.

Vielleicht sagen Sie allerdings: Diese empfohlenen Lebensmittel haben, insgesamt gesehen, einen höheren Preis, der die Ernährung doch verteuert. Das ist ein Argument, das man nicht rundweg verneinen kann. Manche Produkte aus dem ökologischen Anbau kosten in der Tat mehr als vergleichbare Billigangebote aus dem konventionellen Anbau. Das ist natürlich eine Kalkulationsfrage. Und eine Frage, wieviel Ihnen Gesundheit wert sein kann. In der Endbilanz, so glauben wir, ist solche Ernährung dennoch nicht teurer. Denn eine stabilere Gesundheit und Leistungsfähigkeit spart nicht zuletzt – auch Geld.

Von ganz besonderer Bedeutung aber sind die Grundsätze 1–4. Das sind auch jene Grundsätze, deren Befolgung ganz allein von jedem einzelnen selbst abhängt und die auch in der Ernährung nach Vital-Plus eine Hauptrolle spielen. Wir haben die Gründe dafür schon in den vorausgegangenen Kapiteln ausführlich dargelegt. Es sei deshalb hier nur noch einmal zusammenfassend darauf hingewiesen:

Einer der Hauptgründe, warum Ernährung ungesund sein kann (und bei vielen Mitbürgern auch tatsächlich ist), ist die Bevorzugung häufiger fleischreicher Mahlzeiten. Fleisch ist die Nahrung, die den Menschen durch zuviel Fett und Eiweiß stark belastet. Viele Darmschäden mit ihren Folgen für den gesamten Organismus und vor allem für das Immunsystem rühren davon her. Zugleich verringert der typische Fleischesser, wie dargelegt, meist dra-

74

stisch seinen Bedarf an anderer, vor allem pflanzlicher Kost. Also entstehen Defizite. Das ist nun aber kein Plädoyer für Fleischverzicht, sondern will als Anregung verstanden werden, in bezug auf Fleisch des »Guten« nicht zuviel zu tun. Gegen Fleischnahrung in geringeren Mengen und im Wechsel mit anderen Hauptmahlzeiten ist überhaupt nichts einzuwenden. »Überwiegend lakto-vegetabile Ernährungsweise« bedeutet, daß man neben pflanzlichen Nahrungsmitteln Milchprodukte bevorzugen soll. Damit ist auch eine vollwertige Eiweißversorgung gewährleistet.

Die Bevorzugung »gering verarbeiteter Lebensmittel« bedeutet nicht nur, daß man Fertig- und Halbfertigprodukte so weit wie möglich meidet, sondern auch, daß man Nahrung in der eigenen Küche möglichst gering verarbeitet. Alle nötigen Tips dafür lesen Sie auf S. 79 ff.

Der »reichliche Verzehr unerhitzter Frischkost« ist in diesen »Grundsätzen« sehr pointiert. Man darf ihre Anteile durchaus immer wieder mal modifizieren. Wer einen hohen Anteil pflanzlicher Frischkost nicht schon gewöhnt ist, muß sich meist nicht nur aus Geschmacksgründen erst mal daran gewöhnen. Der hohe Ballaststoff-Anteil dieser Kost kann nämlich zunächst durchaus zu übermäßigen Blähungen und sogar Bauchschmerzen führen. Hier hilft ein bißchen Geduld und vor allem gutes Kauen. Gutes Kauen bedeutet, daß man wirklich jeden Bissen etwas mehr als üblich kaut: 20–30 Kaubewegungen sollten es schon sein. Denn durch das Kauen wird ja nicht nur die Nahrung zerkleinert, sondern zugleich auch eingespeichelt. Und bereits der Speichel enthält Enzyme, die zur späteren Verdauung in Magen und Darm gebraucht werden. Dadurch wird die Nahrung leichter verwertbar und leichter verdaulich. Man sollte sich gründliches Kauen also unbedingt zur Gewohnheit machen.

An den hohen Ballaststoff-Anteil der Vollwertkost müssen wir uns aber auch noch aus einem anderen Grund gewöhnen, wenn wir bisher anders gegessen haben. Der Darm ist nämlich am Anfang einer solchen Kostumstellung gar nicht gleich vollkommen in der Lage, aus ballaststoffreichen Nahrungsmitteln die Vitalstoffe so gut zu resorbieren wie aus tierischen Nahrungsmitteln. Unter anderem liegt das an dem hohen Phytingehalt, wie er zum Beispiel in Vollkorngetreide vorliegt. Unser Organismus ist aber imstande, sich dieser Situation anzupassen, indem vermehrt das Enzym Phytase gebildet wird, um das Phytin aufzuspalten und so wieder genügend Nährstoffe aufzunehmen (siehe auch S. 79). Apropos Ballaststoffe. Der etwas unglücklich gewählte Begriff führt immer wieder dazu, daß Leute sie in der Tat nur für »unnützen« Ballast halten. Es handelt sich dabei um meist aus Zellulose bestehende pflanzliche Fasern. Diese Faserstoffe sind es einerseits, die die für die Ausscheidung notwendigen Darmbewegungen anregen, weshalb eine chronische Obstipation fast immer mit einem Mangel an Faserstoffen Hand in Hand geht. Andererseits sind sie aber gar nicht so unverdaulich, wie man lange Zeit geglaubt hat. Sie werden nämlich schließlich doch zum Teil abgebaut und helfen dabei mit, den Mineralhaushalt zu verbessern. Zudem binden sie Darmgifte und dienen so noch extra der Gesundheit.

Schließlich noch ein Wort zu dem Grundsatz Nr. 4: »Genußvolle Speisen aus frischen Lebensmitteln, schonend und mit wenig Fett.« Daß zuviel Fett von Übel ist, ist allgemein bekannt. Dennoch ist der Fettverzehr im statistischen Durchschnitt fast doppelt so hoch, wie es gesund und sinnvoll wäre. Er liegt nämlich bei 130 Gramm pro Tag, während die allgemeine Empfehlung nur bei etwa 70 Gramm liegt. Gründe für diesen überhöhten Verzehr gibt es viele: Die Bevorzugung fettreicher Käsesorten, die große Liebe der Deutschen zur Wurst, die meist zu dick aufgetragenen Streichfette, vor allem aber auch die großen Mengen an »stummen« Fetten, wie sie in zahlreichen Lebensmitteln gleichsam unbemerkt vorhanden sind. Über schonende Zubereitung erfahren Sie alles Wichtige auf S. 80f.

Und »genußvolle Speisen«? Da hoffen wir natürlich, daß Ihnen unsere Vital-Plus-Diät tatsächlich schmeckt, mehr noch, daß Ihnen danach auch Ihre nach den Prinzipien der Vital-Plus-Ernährung zubereitete Kost zusagt und sogar delikat vorkommt. Wir erwähnten es schon einmal: Alle unsere Patienten und Gäste in Obertal sind von dieser Kost sehr angetan – nicht nur während des Aufenthalts, sondern auch anschließend zu Hause. Sie betrachten diese Ernährung gar nicht mehr als Diät, sondern genießen sie als selbstverständliche Alltagskost. Und sie denken zumeist auch gar nicht daran, diese Art der Ernährung wieder aufzugeben. Denn diese Kost sättigt nicht nur gut (im Grunde sogar besser!), sie kann auch herrlich schmecken. Wenn Sie sich erst mal nach der 14-Tage-Diät weiter nach diesem Prinzip ernähren, werden Sie rasch bemerken, daß die Umstellung gar nicht so groß ist. Und bald hat sich Ihr Gaumen, der ja auch auf seine Rechnung kommen soll, so daran gewöhnt, daß Sie sich eher bei der üblichen Kost nicht mehr so wohl fühlen. Da Sie zwischendurch gewiß mal »sündigen«, haben Sie die direkte Möglichkeit des Vergleichs. Deshalb möchten wir Ihnen schon an dieser Stelle »Guten Appetit« zur Vital-Plus-Kost wünschen. Damit Sie sie auch optimal zubereiten, seien im folgenden alle wichtigen Tips dafür aufgeführt. Und am Ende dieses Kapitels finden Sie dann eine Liste der für diese Kost wichtigen Lebensmittel sowie Angaben zu ihren Vitalstoff-Gehalten (Hauptlieferanten) und zu eventuellen spezifischen Wirkungen.

Kaufen Sie optimal ein

Gesunde Ernährung fängt mit dem Einkauf an. Suchen Sie in Ihrer Nähe nach Händlern, von denen Sie sicher sein können, daß sie ökologisch einwandfreie Ware anbieten. Orientieren Sie sich nicht primär am Preis – die teuerste Ware ist nicht immer die bessere, und umgekehrt. Kaufen Sie nur frische Ware und so weit wie möglich erst am Tag des Verbrauchs. Welke bei pflanzlicher Frischkost ist immer ein Zeichen, daß die Ware nicht mehr frisch genug ist. Kaufen Sie bei pflanzlicher Frischkost immer nur kleine Mengen, die rasch aufgezehrt werden. Äußerliche Makellosigkeit ist nicht unbedingt ein Zeichen für die Nährstoffqualität. Und fragen Sie den Händler, ob die Produkte irgendwie »behandelt« wurden.

Bewahren Sie optimal auf

Für frische pflanzliche Kost gilt natürlich: So wenig Aufbewahrung wie möglich. Und wenn es doch nötig ist, dann im Kühlschrank. Denn Kühlung verlangsamt den Qualitätsschwund. Ansonsten sollte man nur lagern, was ohne Verluste möglich ist, am besten in einem trockenen und kühlen Keller; bei Kartoffeln z. B. ist das ja selbstverständlich. Der Keller eignet sich am besten auch für länger haltbares Wintergemüse wie etwa Kohl oder Mohrrüben. Für die meisten Lebensmittel ist es zudem wichtig, daß sie dunkel gelagert werden, denn Licht nimmt Einfluß auf die Qualität (das gilt auch für lange lagerfähige Lebensmittel wie z. B. Öle), und daß sie gut verschlossen sind, weil Luftsauerstoff ebenfalls zu Qualitätsminderung führt. Zwischenzeitliche Prüfung und Aussortieren von verdorbener Ware ist immer wieder mal nötig. Keine Bedenken gibt es gegen Tiefkühlung. Von Fall zu Fall kann es sich auch empfehlen, rasch verderbliche Ware für wenige Tage tiefzugefrieren, z. B. Fisch, den man wider Erwarten nicht gleich verbraucht.

Bereiten Sie optimal vor

Manche Leute versuchen, ihre Zeit besonders geschickt einzuteilen und putzen dann Zutaten schon Stunden vorher. Selbst Kartoffeln werden schon lange vor der Zubereitung geschält und damit sie »frisch« bleiben, in Wasser gelegt (vor allem in Großküchen kann man das beobachten). Dadurch entstehen beträchtliche Qualitätsverluste. Machen Sie es sich deshalb zur Regel: Vorbereitung aller pflanzlichen Lebensmittel erst unmittelbar vor der Zubereitung; zuerst waschen, dann putzen (nicht umgekehrt, damit kein Saft ausgeschwemmt wird), dann soweit nötig zerkleinern. Sie erleichtern sich die Vorbereitung durch gute Küchengeräte und sparen damit nicht nur Verluste, sondern auch Zeit.

Ganz wichtig ist auch: Lassen Sie Getreide und Getreideflocken immer rechtzeitig quellen (Stunden vorher oder über Nacht). Nur dadurch wird das im Korn vorhandene Enzym Phytase aktiviert, das die enge Bindung des im Korn enthaltenen Phytins (einer Substanz, die Mineralstoffe schwer löslich bindet) mit den Mineralstoffen löst, so daß diese überhaupt erst in ausreichender Menge im Darm resorbiert werden können. Auch für das Quellen gilt: Durch Abdecken vor Licht und Luftsauerstoff schützen.

Bereiten Sie optimal zu

Die wichtigste Regel lautet: Je kürzer die Garzeit, desto weniger Nährstoffe werden zerstört. Natürlich müssen gewisse Speisen wie etwa Kartoffeln oder Fleisch gar sein, und natürlich erfordern gewisse Lebensmittel eine Mindestgarzeit, um überhaupt bekömmlich zu sein, etwa Bohnen. Im Prinzip aber gilt: Je kürzer, desto besser. Die Meinung, daß längere Garzeiten pflanzliche Kost bekömmlicher machen, hat sich, ausreichendes Kauen vorausgesetzt, längst als Irrtum erwiesen: Kohlgerichte z. B. werden durch längeres Garen sogar schwerer verdaulich. Auch in den meisten Kochbüchern werden immer noch zu lange Garzeiten angegeben. Pflanzliche Kost sollte grundsätzlich noch einen Biß haben. Und: Salzen Sie immer erst nach dem Garen, weil dadurch die Garzeit verkürzt werden kann.

Schonendes Garen bedeutet außerdem: Dünsten oder Dämpfen und zumindest in der Regel nicht Schmoren. Verwenden Sie nur Töpfe mit einem gut schließenden Deckel und mit glattem Boden (möglichst Sandwichboden). Empfehlenswert für Dünsten, Dämpfen und Kochen ist auch ein gut schließender Dampfkochtopf, wodurch Garzeit und Energieverbrauch gesenkt werden. Ein Wort zu Mikrowellenherden: Sie erhitzen die Speisen, indem sie die Wassermoleküle der Nahrungsmittel zum Schwingen bringen; durch die Reibung der Moleküle untereinander entsteht Wärme. Es sind nur sehr kurze Garzeiten nötig. Doch wird das Kochgut sehr ungleichmäßig erhitzt, so daß im ungünstigen Fall an Stellen sehr hoher Hitze Nährstoffverluste und Nährstoffveränderungen zu erwarten sind, an anderen, untertemperierten Stellen keine Garung und damit auch keine Sterilität erreicht wird.

Unbedingt sollte auch der richtige Umgang mit Fett beim

Garen beachtet werden. Wir haben schon dargelegt, wie wichtig hochwertiges Öl mit vielen ungesättigten Fettsäuren ist. Diese Öle sind leider nicht hitzestabil und beim Erhitzen können deshalb sogar schädliche Stoffe entstehen. Darum ist es ratsam, solche Öle erst nach dem Garen zuzufügen. Wenn Fette überhaupt stark erhitzt werden sollen, empfehlen wir dann lieber hitzestabile Fette; auch Olivenöl ist relativ stabil. Aus unseren Diätrezepten haben wir sie allerdings verbannt (ausgenommen Olivenöl), weil bei sehr sorgfältigem Umgang mit Öl diese Bedenken nicht bestehen. Also: Immer so mild und so kurz wie möglich erhitzen und ohnehin dem Braten andere Gararten vorziehen, denn eventuell entstehende Röststoffe können eher schaden. Wenn Sie aber braten, dann beachten Sie: Erst die – möglichst beschichtete – Pfanne mäßig erhitzen, dann das Bratfett mit einem Pinsel gleichmäßig auf den Pfannenboden geben und das Bratgut sofort dazufügen. Um generell Fett einzusparen, ist der Römertopf (mit dem Nachteil relativ langer Garzeiten) oder Bratfolie gut. Um Fleisch nicht unnötig lang zu garen, hilft die Probe mit einem Bratthermometer (es ist gar, wenn die Kerntemperatur 70 Grad erreicht hat).

Und noch eine ganz wichtige Regel: Garen Sie so, daß Sie kein Kochwasser wegschütten müssen, denn damit schütten Sie auch einen beträchtlichen Vitalstoff-Anteil weg. Also immer so wenig Flüssigkeit wie möglich verwenden. Gemüse sollte vorwiegend in Wasser gegart werden, ansonsten mit nur sehr wenig Fett, und in Fett auf keinen Fall geschmort. Vergessen Sie aber nicht: Ein guter Teil der Pflanzenkost sollte gar nicht gegart, sondern roh verzehrt werden.

Servieren Sie optimal

Ganz im Sinne des bisher Gesagten, empfiehlt es sich, die Mahlzeiten unmittelbar nach der Zubereitung auf den Tisch zu bringen. Jedes Stehenlassen führt zu Verlusten. Das gilt für Rohkost genauso wie für gegarte Speisen. Eher noch größere Verluste resultieren aus langem Warmhalten oder Wiederaufwärmen. Leisten Sie sich den Luxus, die Speisen für jede Mahlzeit neu zuzubereiten.

Warum das alles so wichtig ist, mag Ihnen folgender Vergleich zeigen. Bei jedem der 14 Diät-Tage (ab Seite 105) finden Sie eine Tabelle mit den genauen Mengenangaben aller Nähr- und Vitalstoffe und eine zweite Zahl, die ausdrückt, wieviel Prozent diese Mengen von der empfohlenen Mindestzufuhr ausmachen. Diese Resultate aber erzielt man nur, wenn alle Regeln für optimale Nahrungszubereitung eingehalten werden und die Lebensmittel tatsächlich frisch sind. Geschieht das nicht, sind die Lebensmittel also nicht ganz frisch und es wird ungünstiger gelagert, zubereitet, gegart etc., entstehen beträchtliche Verluste, die wir Ihnen am Beispiel des ersten Diät-Tages demonstrieren möchten. Die erste Zahl bedeutet Zufuhr bei optimaler, die zweite geringere Zufuhr bei ungünstigerer Verwertung in Prozenten des Tagesbedarfs.

	Zubereitung	
	optimal	ungünstig
Eiweiß	111%	111%
Fett	105%	105%
Kohlenhydrate	87%	87%
Ballaststoffe	144%	96%
Purin	52%	52%
Cholesterin	49%	49%
Natrium	87%	59%

	Zubereitung	
	optimal	ungünstig
Magnesium	235%	156%
Calcium	191%	134%
Kalium	199%	138%
Eisen	148%	104%
Phosphor	72%	40%
Mehrf. unges. Fettsäuren	71%	39%
Ges. Fettsäuren	110%	109%
Wasser	123%	112%
Vitamin A	522%	314%
Vitamin D	342%	273%
Vitamin E	140%	63%
Folsäure	146%	22%
Vitamin B_1	196%	39%
Vitamin B_2	133%	24%
Vitamin B_6	192%	96%
Vitamin C	219%	2%
Cystin	226%	203%
Isoleucin	340%	306%
Leucin	505%	455%
Lysin	395%	356%
Methionin	142%	12%
Phenylalanin	342%	308%
Threonin	454%	409%
Tryptophan	93%	84%
Tyrosin	662%	597%
Valin	318%	287%
Kupfer	130%	66%
Zink	96%	48%
Chlorid	96%	50%
Fluorid	138%	70%
Jodid	109%	54%
Selen	91%	57%

Essen Sie optimal

Auf die Notwendigkeit langsamen und gründlichen Kauens wurde schon hingewiesen. Keineswegs sollten Sie »schlingen« oder sonstwie hastig essen. Machen Sie auch während des Essens immer wieder mal kleine Pausen, bei denen Sie das Besteck beiseite legen. Eine gute Verdauung und damit optimale Verwertung der Nahrungsmittel setzt auch eine gewisse Gelassenheit und Entspannung voraus. Eine freundliche Atmosphäre bei Tisch trägt unzweifelhaft dazu bei, das Essen zu genießen.

Hier nun eine Liste der wichtigsten Lebensmittel, die in das Konzept der Vital-Plus-Ernährung passen. Angegeben sind jeweils nur Vitalstoff-Gehalte, die man als herausragend bezeichnen kann. Manchmal sind auch bestimmte physiologische Wirkungen angegeben, weil sie eng mit dem betreffenden Lebensmittel in Zusammenhang stehen. Diese Angaben bedeuten nicht, daß vergleichbare Wirkungen in anderen Lebensmitteln nicht vorhanden wären.

Ananas	Vitamine A, B_1, B_6, C; Magnesium, Kalium, Eisen, Kupfer, Zink, Chlorid, Selen; verbessert die Eiweißverdauung
Apfel	Vitamine B_1, B_2, B_6, C, Nicotinamid, E; Kalium, Eisen, Kupfer; der hohe Pektingehalt bindet Darmgifte und senkt den Cholesterinspiegel
Aprikose	Vitamine A, B_1, B_2, B_6, C, E; Magnesium, Kalium, Eisen, Kupfer

Artischocke	Vitamine B_1, C, E; Magnesium, Calcium, Kalium, Eisen, Kupfer; regt die Funktionen von Galle und Leber an
Avocado	Vitamine B_1, B_2 B_6, C, E, Folsäure; Magnesium, Kalium, Eisen, Kupfer; mehrfach ungesättigte Fettsäuren
Banane	Vitamine A, B_1, B_2, B_6, Folsäure, C; Magnesium, Kalium, Eisen, Kupfer, Chlorid, Fluorid, Jodid, Selen; Aminosäuren; sorgt für eine Verbesserung der Darmflora und wirkt »Versäuerung« entgegen
Basilikum	Verdauungsfördernd, hilft bei Blähungen
Birne	Vitamine B_1, B_2, Folsäure, E; Kalium, Kupfer, Selen; wirkt entwässernd
Blumenkohl	Vitamine B_1, B_2, B_6, Folsäure, Nicotinamid, C; Magnesium, Kalium, Eisen, Kupfer, Zink, Selen; Aminosäuren
Bohne, grüne	Vitamine A, B_1, B_2, B_6, Folsäure, Nicotinamid, C, K; Magnesium, Calcium, Kalium, Eisen, Kupfer; Aminosäuren; entwässernd und harntreibend
Bohne, weiße	Vitamine A, B_1, B_2, B_6, Nicotinamid, Pantothensäure; Magne-

sium, Calcium, Kalium, Eisen, Kupfer, Zink, Chlorid, Selen; Aminosäuren

Bohnenkraut	Verdauungsfördernd
Brennessel	Vitamin C; regt Galle, Bauchspeicheldrüse, Magen, Darm und Blutbildung an
Broccoli	Vitamine A, Nicotinamid, C; Kalium, Magnesium, Schwefel, Eisen
Brot (Vollkorn)	Vitamine B_1, B_2; Kalium, Eisen, Kupfer; Aminosäuren (vgl. auch die verschiedenen Getreidesorten)
Brunnenkresse	Vitamine A, B_1, B_2; Magnesium, Calcium, Kalium, Eisen, Chlorid; Aminosäuren; Senföl (gegen Bakterien)
Buchweizen	Vitamine B_1, B_2; Magnesium, Kalium, Eisen, Selen; Aminosäuren
Chicorée	Vitamine A, Folsäure; Eisen, Kupfer; seine Bitterstoffe regen Magen und Galle an
Dill	Blähungswidrig, wassertreibend
Dinkel	Vitamine der B-Gruppe; Magnesium, Kalium, Eisen, Kupfer
Ei (Huhn)	Vitamine A, B_1, B_2, B_6, Folsäure, D, E; Eisen, Zink, Chlorid, Fluorid, Jodid, Selen; Aminosäuren

Erbse, grüne	Vitamine A, B_1, B_2, B_6, Folsäure, C; Magnesium, Kalium, Eisen, Kupfer, Zink; Aminosäuren
Erdbeere	Vitamine C, Folsäure; Eisen, Kupfer
Feige	Vitamine B_1, B_2, B_6; Magnesium, Calcium, Kalium, Eisen, Kupfer; gut bei Stuhlträgheit
Fenchel	Vitamine A, B_1, B_2, Folsäure, C; Magnesium, Calcium, Kalium, Eisen, Schwefel; blähungswidrig
Fette	Wichtig sind vor allem die mehrfach ungesättigten Fettsäuren (Polyensäuren) wertvoller pflanzlicher Fette (Ausführliches darüber siehe S. 68 f.), gut ferner der Vitamin-A-Gehalt (z. B. Butter)
Fisch	Vitamine B_1, B_2, B_6, D; Magnesium, Kalium, Eisen, Kupfer, Zink, Fluorid, Jodid, Selen; mehrfach ungesättigte Fettsäuren; Aminosäuren
Fleisch	Vitamine der B-Gruppe; Magnesium, Eisen, Phosphor, Zink, Kupfer, Mangan; Aminosäuren
Gartenkresse	Vitamin C, stoffwechselanregend
Geflügel	siehe Fleisch
Gerste (Vollkorn)	Vitamine der B-Gruppe, E; Kalium, Calcium, Silicium

Grapefruit	Vitamin C; Zitronensäure
Grieß (Vollkorn)	Vitamine der B-Gruppe; Magnesium
Grüne Salate	Vitamin C; Eisen, Kupfer; Chlorophyll; bei Endivie ist der Bitterstoffgehalt wertvoll für Magen und Verdauung
Grünkohl	Vitamine A, B_2, B_6, Nicotinamid, Pantothensäure, C; Magnesium, Calcium, Kalium, Eisen, Mangan, Schwefel
Gurke	Entwässernd und entschlackend
Hafer (Vollkorn)	Vitamine B_1, Pantothensäure; Magnesium, Calcium, Mangan, Zink, Eisen; gut bei verminderter körperlicher Abwehrkraft und Leistungskraft
Hagebutte	Vitamin C
Hefe (Bierhefe)	Vitamine der B-Gruppe; Zink, Selen
Heidelbeere	Vitamin C; Eisen, Kupfer; gut bei Gär- und Fäulnisvorgängen im Darm, gut bei Durchfällen (getrocknete Beeren)
Himbeere	Stoffwechselanregend
Hirse	Vitamine B_1, B_2, B_6; Magnesium, Eisen, Kupfer, Zink, Fluorid; mehrfach ungesättigte Fettsäuren; Aminosäuren

Holunder	Vitamine A, B_6, C; als Tee schweißtreibend
Honig (Blütenhonig)	Vitamin B_6; Eisen, Kupfer; bakterienhemmend, schafft rasch Energie, mit Milch gute Einschlafhilfe
Innereien	Vor allem Leber ist ein außerordentlicher Wirkstofflieferant (Vitamin A, B_6; Jodid, Selen, Zink, Fluorid, Kupfer, Aminosäuren); Vergleichbares gilt für Niere
Joghurt	Vitamin B_2; Calcium, Chlorid; Aminosäuren; mit rechtsdrehender Milchsäure Förderung der Darmflora, Vermehrung der Sauerstoffzufuhr von Zellen und Gehirn, Verbesserung des Gewebsstoffwechsels, Energie für den Herzmuskel
Johannisbeere, schwarz	Vitamine C, E; Kalium, Eisen, Kupfer, Fluorid; immunsteigernd
Käse	Vitamine A, B_2, B_6, Folsäure; Magnesium, Calcium, Kupfer, Zink, Chlorid, Jodid, Selen; Aminosäuren; je magerer, desto besser
Kardamom	Verdauungsanregend, blähungswidrig
Karotte	Vitamine A, Nicotinamid, E; Kalium, Eisen, Kupfer, Zink, Jodid
Kartoffel	Vitamine B_1, B_6, Nicotinamid, C, K; Kalium, Magnesium, Mangan,

Kupfer; Aminosäuren; entwässernd (deshalb gut für Herz und Kreislauf), gegen Übersäuerung des Magens

Kirsche	Vitamin C; Kalium
Kiwi	Vitamine A, C; Kalium, Eisen
Knoblauch	Vitamin B_1; Kupfer, Selen; Wirkungen gegen Arteriosklerose und Bluthochdruck, desinfizierender Effekt im Verdauungstrakt, immunstimulierend, vitalisierend
Kohlrabi	Vitamin C; Magnesium, Kalium, Eisen, Kupfer (mehr noch in den Blättern)
Koriander	Regt Magensekretion an, blähungswidrig
Kümmel	Verdauungsanregend, immer gut bei »schwachem« Magen
Kürbis	Vitamine A, B_6, Folsäure, C, E; Kalium, Eisen; schwemmt überschüssiges Wasser aus
Lauch	Vitamine B_1, B_6, C, E; Eisen, Schwefel; Aminosäuren
Leinsamen	Vitamine B_1, B_2; Calcium, Eisen; Polyensäuren; stuhlgangfördernd, günstiger Einfluß auf die Darmflora
Liebstöckel	Harntreibend, günstig auch bei Säuremangel im Magensaft

Limone	Vitamin C; Fruchtsäuren
Linse	Vitamine B_1, B_2, B_6, Folsäure; Lecithin; Magnesium, Kalium, Eisen, Kupfer, Zink, Selen; Aminosäuren
Löwenzahn	Vitamine A, B_1, B_2, C, E; Magnesium, Calcium, Kalium, Eisen, Kupfer, Zink; verdauungsanregend
Lorbeer	Macht Speisen bekömmlicher
Mais (ganzes Korn)	Vitamine A, B_1, B_2, B_6, Folsäure, E; Magnesium, Kalium, Zink, Fluorid; Aminosäuren
Majoran	Magenstärkend, blähungswidrig
Mango	Vitamine A, Folsäure, C, E
Mangold	Vitamine A, B_2, Folsäure, C; Calcium, Kalium, Eisen; Chlorophyll
Meerrettich	Vitamine B_1, B_6, C; Zink; desinfizierend (Harnwege), anregend für Leber, Bauchspeicheldrüse, Lymphsystem
Meersalz	Jod; mehr Jod noch ist in jodiertem Salz enthalten
Mehl (Vollkorn)	siehe Brot
Melisse	Beruhigend, krampflösend
Melone	Harntreibend
Milch	Vitamine B_2, K, Orotsäure; Calcium, Chlorid; auch Buttermilch und Sauermilch haben die gleichen Werte

Muskat	Magenkräftigend
Nüsse	Vitamine der B-Gruppe, Biotin, E; Magnesium, Kalium, Eisen, Fluorid, Jodid; mehrfach ungesättigte Fettsäuren; Aminosäuren
Öl, pflanzliches	Vitamin E; mehrfach ungesättigte Fettsäuren
Orange	Vitamine B_1, Folsäure, C; Selen
Oregano	Verdauungsfördernd, desinfizierend in Magen und Darm
Paprika (Gemüse)	Vitamine B_6, Folsäure, C, E, K; Eisen, Kupfer
Paprika (Gewürz)	Desinfizierende Wirkungen in Mund, Magen und Darm durchblutungsfördernd
Petersilie	Vitamine A, B_1, B_2, B_6, C; Kalium, Eisen, Kupfer, Zink, Fluorid; Aminosäuren; verdauungs- und nierenanregend
Pfeffer	Verdauungsfördernd
Pfirsich	Vitamin A
Pflaume/Zwetschge	Vitamin E; stuhlregulierend
Pilze	Vitamine B_2, D; Kalium, Eisen, Fluorid
Piment	Magenstärkend
Pinienkerne	Vitamin B_1
Preiselbeere	Vitamin C; Kupfer; stuhlregulierend (Gerbsäure)

Quitte	Reich an Pektin (siehe Apfel)
Reis, unpolierter	Vitamine B_1, B_6; Magnesium, Eisen, Kupfer, Zink, Fluorid, Selen; Aminosäuren
Rettich	Vitamine, Folsäure, C; Kalium, Kupfer, Jodid, Selen
Rhabarber	Vitamin C; Kalium; verdauungsanregend
Roggen	Vitamine der B-Gruppe; Eisen
Rosenkohl	Vitamine A, B_2, B_6, Folsäure, C, E, K; Kalium, Eisen, Zink, Selen
Rosine	Kalium; Aminosäuren
Rosmarin	Regt Kreislauf, Nieren, Magen und Darm an, antibakterielle Wirkungen im Darm, durchblutungsfördernd
Rotkraut	Vitamine B_6, Folsäure, C, E; Kalium, Selen
Rote Bete	Vitamine Folsäure, C; Kalium, Eisen, Kupfer; fördert Stoffwechsel und Immunabwehr
Salbei	Antibakterielle Wirkungen vor allem in der Mundhöhle
Sanddorn	Vitamin C
Sauerampfer	Vitamin C; Eisen
Sauerkraut	Vitamine B_6, C; Kalium, Kupfer, Fluorid; Milchsäure, stoffwechsel- und verdauungsanregend

Schnittlauch	Regt Stoffwechsel, Nieren und Blase an
Schwarzwurzel	Vitamine B_1, E; Kalium, Eisen, Kupfer; harntreibend
Sellerie	Kalium; harntreibend
Senf	Verdauungsfördernd, beschleunigt die Speisenpassage
Sojabohnen	Vitamine A, B_1, B_2, B_6, Folsäure, Nicotinamid, E; Magnesium, Calcium, Kalium, Eisen, Zink, Jodid, Selen; mehrfach ungesättigte Fettsäuren; Aminosäuren; Lezithin
Sonnenblumenkerne	Vitamine B_1, B_2, Nicotinamid; mehrfach ungesättigte Fettsäuren; Magnesium, Kalium, Eisen, Kupfer, Zink; Aminosäuren
Spargel	Vitamine A, B_2, B_6, C, E; Magnesium, Kalium, Calcium, Eisen, Fluorid, Jodid; Aminosäuren; harntreibend
Spinat	Vitamine A, B_1, B_2, B_6, Folsäure, C, E; Magnesium, Calcium, Kalium, Eisen, Fluorid, Jodid
Stachelbeere	Vitamin C
Teigwaren (Vollkorn)	siehe Brot
Thymian	Desinfiziert Atemwege, Magen-Darm-Trakt und Harnwege
Tofu	siehe Soja

Tomate	Vitamine A, Folsäure, C, E; Kalium
Wacholder	Regt Nieren und Durchblutung der Schleimhäute in Magen und Darm an, desinfizierend, guter Einfluß auf Leber und Galle
Weintraube	Selen; die »Traubenkur« reinigt Darm und Blut
Weißkraut	Vitamine Folsäure, C, E; Jodid, Selen
Weizen (Vollkorn)	Vitamine B_1, B_2, B_6, Folsäure, E; Magnesium, Kalium, Eisen, Kupfer, Zink, Fluorid
Weizenkleie	Vitamine B_1, B_2, B_6, Folsäure, E; Magnesium, Kalium, Eisen, Kupfer, Zink
Wirsing	Vitamine B_6, Folsäure, C, E; Kalium, Selen; Aminosäuren
Zimt	Magenstärkend, appetitanregend
Zitrone	Vitamin C; Zitronensäure
Zucchini	Vitamine A, B_1, C
Zwiebel	Vitamin B_6; Zink, Selen; wirkt gegen eine zu starke Gerinnungsaktivität des Blutes und kann dadurch sogar Thrombosen verhindern; desinfizierend und antibakteriell im Verdauungstrakt; fördert Durchblutung und Herztätigkeit.

7
Herzliche Einladung
zur Vital-Plus-Diät

Aus dem Namen »Vital-Plus-Diät« geht präzise der Zweck dieser Diät hervor: Sie will Ihnen – ebenso wie die Vital-Plus-Ernährung für alle Tage – ein Plus an Vitalität geben. Vitalität bedeutet ganz wörtlich »Lebendsein« und wird meist im Sinne von Lebenskraft oder auch Lebenstüchtigkeit gebraucht. Das Lexikon (Brockhaus-Enzyklopädie) definiert Vitalität so: »Energiepotential eines Organismus, wie es sich in den körperlichen und seelischen Spannkräften sowie in den verfügbaren Reserven darstellt.« Mehr Vitalität, also mehr Spannkraft und mehr Reserven, das bedeutet konkret: Der Organismus ist gesünder, besitzt mehr Fitneß. Er ist auch widerstandskräftiger gegen Krankheiten, gegen vorzeitigen Verschleiß, gegen vorzeitige Alterungsprozesse.

Wie wir in den vorausgehenden Kapiteln an vielen Beispielen gezeigt haben, hängt Vitalität ganz wesentlich von der Versorgung mit Vitalstoffen ab (weshalb wir sie auch, hier sei noch einmal darauf hingewiesen, so genannt haben). Einen ersten Schub will Ihnen unsere 14-Tage-Diät geben. In der Tat lassen sich ja die meisten Vitalstoff-Defizite in der Regel schon bald wieder aufholen und ausgleichen. Bis etwaige schon vorhandene Folgeschäden solcher Defizite sich zu bessern beginnen, dauert es freilich in vielen Fällen länger. Aber Sie können davon ausgehen, daß Sie schon nach wenigen Tagen der Diät die positiven Folgen zu spüren anfangen – zum Beispiel weil Sie sich weniger müde fühlen, weil Sie weniger nervös sind, weil Sie besser schlafen, weil Sie sich beweglicher, weil Sie sich ganz einfach vitaler fühlen.

Wir möchten Ihnen diese Diät mit drei unterschiedlichen Zielrichtungen nahelegen:

1. Wenn Sie die Diät zwei Wochen lang konsequent durchführen, geben Sie, wie gesagt, Ihrer Gesundheit sowie Ihrer Fitneß und Leistungsfähigkeit einen regelrechten Schub. Davon profitiert nicht zuletzt auch Ihr Immunsystem. Sie wissen ja: Gesundheit hängt in erster Linie von der Funktionsfähigkeit des Immunsystems ab, denn dieses System sorgt dafür, daß der Organismus von sich aus mit Krankheiten fertig wird. Unsere oberste Bemühung im Schwarzwald Sanatorium Obertal dient somit auch der Stabilisierung dieses Systems. Was man zusätzlich dafür tun kann, lesen Sie im Kapitel 9. Sie sollten es auch nicht bei dem einen Mal von 14 Tagen Diät lassen. Wir raten Ihnen vielmehr, die Vital-Plus-Diät immer wieder mal in größeren Abständen zu wiederholen. Im Wechsel dazu können Sie auch die »Immun-Trainings-Diät« machen, die ebenfalls im Schwarzwald Sanatorium Obertal entwickelt wurde und die der vormalige Chefarzt von Obertal, Dr. Hermann Geesing, in seinem gleichnamigen Buch beschreibt (Herbig Gesundheitsratgeber).

2. Legen Sie regelmäßig Diät-Tage ein, an denen Sie sich ausschließlich nach den beschriebenen Rezepten ernähren. Für solche Diät-Tage können Sie sich zum Beispiel ein Wochenende vornehmen: Von Freitagabend bis Sonntagabend. Auch das schon bringt immer wieder einen kleinen Schub.

3. Orientieren Sie überhaupt Ihre Ernährungsgewohnhei-

ten mehr und mehr an der Vital-Plus-Diät. Näheres dazu lesen Sie in Kapitel 8.

Noch eine Bemerkung: Die Vital-Plus-Diät ist, wie schon erwähnt, keine Reduktionsdiät. Ihr Kaloriengehalt ist also keineswegs drastisch reduziert, sondern orientiert sich an jenen Nahrungsmengen, die einem gesunden Tagesdurchschnitt entsprechen. Vielleicht erscheinen Ihnen aber die Mengen im Einzelfall immer wieder mal als relativ geringer, vor allem im Vergleich mit Ihren bisherigen Essensgewohnheiten. Dann liegt das in erster Linie daran, daß die meisten von uns mit der üblichen Kost zuviel Kalorien zu sich nehmen: Statistisch gesehen ist der tägliche Konsum der Deutschen nämlich um 500 Kalorien höher, als es dem tatsächlichen Bedarf und einer vernünftigen Ernährung entspricht. Es kann also durchaus sein, daß Sie während der Diät überflüssige Pfunde verlieren. Dazu kommt noch etwas anderes, von dem Ihre Linie profitieren dürfte: Bei der Vital-Plus-Diät handelt es sich durchwegs um Lebensmittel und Zusammenstellungen, die dem Körper die Verdauungsarbeit leicht machen und die schon deshalb nicht anlegen. Außerdem bekommt der Körper durch das reiche Angebot an gesunden Nährstoffen das, was er tatsächlich braucht und auch haben möchte. Das regt den Organismus seinerseits an, selbst normale Verhältnisse herzustellen und überflüssige »Reserven« abzubauen.

Noch etwas darf nicht unerwähnt bleiben und sollte von Ihnen wohl erwogen werden. Auch durch eine so ausgewogene und den physiologischen Bedürfnissen angeglichene Ernährung, wie es die Vital-Plus-Ernährung darstellt, ist keine völlige Gewähr gegeben, daß der Organismus tatsächlich optimal mit allen Vitalstoffen versorgt wird. Die vielen Gründe dafür haben wir in den vorausgehenden Kapiteln immer wieder erläutert. Und nicht jeder erhält so frische Zutaten aus ökologischem Landbau ohne Zusätze wie wir im Schwarzwald Sanatorium Obertal und vermag sie auch so schonend zuzubereiten, daß eine so optimale Versorgung gewährleistet ist, wie unsere Beispiele zeigen. Wir können zwar mit Überzeugung sagen, daß es keine bessere Möglichkeit der Ernährung gibt. Aber mit Vitalstoffzufuhren im Sinne der Vital-Plus-Therapie kann man noch viel mehr erreichen. Wir raten Ihnen deshalb in allen Zweifelsfällen zu einer zusätzlichen Nahrungsergänzung durch ein wohlüberlegtes Substitutionsprogramm, wie wir es Ihnen auf den Seiten 28/29 dargestellt haben. Dann allerdings kann man, wie wir glauben, wirklich von einer optimalen Versorgung sprechen.

Getränke während der Diät

Unbedingt nötig ist, daß Sie reichlich Flüssigkeit zu sich nehmen. Denn Flüssigkeit ist u. a. wichtig, damit Stoffwechsel-Abbauprodukte (»Schlacken«) ausgeschwemmt werden. Reichlich bedeutet: Circa 2½ Liter täglich – wozu dann noch die in den Lebensmitteln enthaltene Flüssigkeit kommt. An sich wird unser Flüssigkeitsbedarf ja durch das Durstgefühl geregelt. Doch darauf kann man sich nicht immer verlassen. Vor allem Senioren trinken vielfach zu wenig. Also achten Sie darauf, daß Sie tatsächlich – über den Tag verteilt – auf Ihre 2½ Liter kommen.

Natürlich verstehen wir darunter in erster Linie und überwiegend kalorienlose Getränke. Denn kalorienreiche Drinks fallen nicht nur wortwörtlich ins Gewicht. Sie führen dem Körper auch entweder zuviel Zucker zu, der, wie oben dargelegt, von kleinen Mengen abgesehen nicht in die Vital-Plus-Ernährung paßt. Oder sie belasten durch ihren Alkoholgehalt vielfältige Körperfunktionen, wie ebenfalls schon erwähnt. Gegen Alkohol in kleinen Mengen und nicht jeden Tag ist allerdings, Gesundheit vorausgesetzt, nichts einzuwenden. Besser aber ist es, wenn Sie während der Diät völlig darauf verzichten, abgesehen von den geringen Mengen, die bei den Rezepten benötigt werden.

In erster Linie raten wir Ihnen zu Mineralwässern. Unser Leitungswasser, das physiologisch völlig genügen würde, ist ja leider vielerorts nicht gerade ein Genuß. Mineralwässer haben zudem den Vorzug, daß sie gewisse Mengen Mineralstoffe und Spurenelemente liefern. Suchen Sie sich Sorten aus, die Ihnen zusagen, und bevorzugen Sie Wässer, die eine Mineralstoffanalyse angeben.

Gegen Limonaden ist nichts einzuwenden, wenn sie nicht mit Zucker gesüßt sind.

Das gleiche gilt für Fruchtsäfte. Sie löschen übrigens den Durst besser, wenn man sie mit Mineralwasser verdünnt. Genauso kann man Gemüsesäfte zu sich nehmen. Es sollten aber Säfte sein, die keine Konservierungsstoffe enthalten. Immer empfehlenswert sind frisch gepreßte Säfte, die man selbst bereitet; dabei muß man aber wissen, daß sie auch wirklich frisch getrunken werden müssen, weil sie schon nach einer Stunde anfangen, an Wert zu verlieren.

Kaffee und schwarzer Tee sind in mäßigen Mengen erlaubt, wenn nicht eine individuelle Unverträglichkeit dagegen spricht. Mäßige Menge heißt: Bis zu 3–4 Tassen am Tag. Coffeinfreier Kaffee und sog. Landkaffee (Malzkaffee) sind völlig unbedenklich. Zum Süßen empfehlen wir Süßstoff. Kaffee ist übrigens bekömmlicher, wenn man Milch dazu nimmt oder, wie die Österreicher, ein Glas Wasser dazu trinkt.

Alkohol sollten Sie, wie gesagt, während der Diät weglassen. Ansonsten, also nach der Diät, empfehlen wir an erster Stelle trockenen Rotwein in kleinen Mengen, da er gesunde Flavone enthält. Auch gegen ein Glas Bier ist nichts einzuwenden. Hinzuweisen ist hier auch auf das reichhaltige Angebot an alkoholfreien Bieren.

Natürlich sind auch Milch und besonders ihre kalorienärmeren Varianten wie Buttermilch schätzenswerte Getränke und zudem unsere vitalstoffreichsten. Daran sollten Sie vor allem nach der Diät denken.

Bleiben noch unsere zahlreichen vorzüglichen Kräutertees. Von ihnen sollten Sie während der Diät, aber auch danach regelmäßig Gebrauch machen. Trinken Sie sie entweder ungesüßt oder mit Süßstoff. Hier eine kleine Auswahl, mit der Sie täglich variieren können, nebst kurzen Angaben über ihre Zubereitung:

Pfefferminze: Kochend übergießen, 10 Minuten ziehen lassen. Fördert den Gallenfluß, beruhigt Magen und Darm.

Kamille: Heiß (nicht kochend) übergießen, 10 Minuten ziehen lassen. Gut bei Magenbeschwerden (vor allem Gastritis).

Hagebutten: Kalt übergießen, erhitzen, 5 Minuten kochen lassen. Harntreibend.

Brennessel: Kochend übergießen, 5 Minuten kochen lassen. Regt den Stoffwechsel an.

Brombeere: Kochend übergießen, 10 Minuten ziehen lassen. Gut bei Magen- und Darmbeschwerden.

Fenchel: Kochend übergießen, 10 Minuten ziehen lassen. Blähungswidrig und beruhigend.

Melisse: Kochend übergießen, 10 Minuten ziehen lassen. Beruhigt die Nerven, deshalb eine gute Einschlafhilfe.

Hopfen: Kochend übergießen, 10–15 Minuten ziehen lassen. Beruhigt die Nerven, deshalb Einschlafhilfe.

Empfehlen kann man ferner sog. Früchtetees, Apfelschalentee u. ä.

Zwei wichtige Grundrezepte

Zwei Rezepte seien vorweggenommen, weil sie sich in der Diät ständig wiederholen und auf die dann bei den Tagesrezepten nur verwiesen wird:

Das Vital-Plus-Power-Dessert

Zutaten: 3 EL Joghurt (3,5%), 1 TL (5 g) frischer Zitronensaft, 1 TL (3 g) Traubenkernöl, 30 g getrocknete Aprikosen, 40 g Banane, 50 g Apfel, 10 g Cashew-Nüsse, 1 EL (5 g) Weizenkeime, 1 TL (2 g) Bierhefe (getrocknete Hefeflokken), 1 TL (5 g) Lebertran.

Zubereitung: Joghurt, Zitronensaft und Traubenkernöl zu einer Sauce verrühren. Aprikosen in sehr feine Würfel schneiden. Banane und Apfel würfeln. Cashew-Nüsse fein hacken. Alles zusammen unter die Sauce mischen. Zum Schluß Weizenkeime, Bierhefe und Lebertran dazumischen oder darübergeben.

Das Vital-Plus-Power-Dessert können Sie entweder als Nachtisch zur Mittagsmahlzeit genießen oder als nachmittägliche Zwischenmahlzeit.

Gemüsebrühe auf Vorrat

Da die Gemüsebrühe bei verschiedenen Rezepten gebraucht wird, empfiehlt es sich, sie auf Vorrat zuzubereiten. Füllen Sie sie noch heiß in gut verschließbare Mehrwegflaschen oder Gläser. So ist sie im Kühlschrank eine gute Woche haltbar.

Zutaten: 2 Teile Karotten, 1 Teil Zwiebeln, 1 Teil Sellerie, 1 Teil Kohlgemüse, Pilze (können auch weggelassen werden), Lorbeer, Thymian, Knoblauch, Muskat, gestoßener Pfeffer und nach Belieben weitere Kräuter (z. B. Petersilie). Zubereitung: Das Gemüse gut waschen, schneiden, in reichlich kaltem Wasser aufsetzen und zum Sieden bringen. Unterdessen eine Zwiebel mit der Schale aufschneiden und auf der heißen Herdplatte leicht anbräunen, dann zusammen mit den Gewürzen in die siedende Brühe geben. 90–120 Minuten sieden lassen, dann die Brühe abpassieren.

Das Beste ist gerade gut genug

Erschrecken Sie nicht bei dieser Feststellung. Mit dem »Besten« sind keineswegs teuere Delikatessen gemeint. Die Vital-Plus-Diät ist nicht kostspieliger als die übliche Ernährung. Aber Sie wissen ja schon, was wir unter dem »Besten« verstehen: Die Lebensmittel sollen möglichst frisch, naturbelassen und möglichst vitalstoffreich sein. Denken Sie daran sowohl beim Einkauf als auch bei der Aufbewahrung und bei der Zubereitung. Das heißt:

- Kaufen Sie die Lebensmittel immer frisch –
- Lagern Sie nur, was sich ohne Verluste lagern läßt –
- Lagern Sie sachgemäß, also kühl, trocken und dunkel –
- Halten Sie sich an die in den Rezepten angegebenen Garzeiten. Gemüse sollte immer noch einen Biß haben –
- Bereiten Sie jede Mahlzeit neu zu, denn Stehenlassen und Wiederaufwärmen schadet den Speisen nur.

Sämtliche Mengenangaben gelten jeweils für 1 Person. Sie sind also ganz einfach zu multiplizieren, wenn beispielsweise der Partner mitmacht. Den Versuch, einen eventuellen Partner oder gar die ganze Familie zum Mitmachen zu überreden, sollten Sie unbedingt unternehmen. Denn mehr Spaß macht das auf alle Fälle – und die Diät bekommt natürlich allen...

Zu jedem Tages-Diätplan finden Sie jeweils die präzisen Angaben über alle Nähr- und Vitalstoffe, die Sie sich mit den Mahlzeiten zugeführt haben, also die Tagessumme. Wir möchten hervorheben, daß es sich dabei um eine komplette Analyse handelt, wie sie sonst nicht üblich ist. Auf diese Weise erhalten Sie den besten Einblick in die Struktur unserer – vollwertigen – Lebensmittel. Das mag Ihnen ein zusätzlicher Ansporn sein, die Vital-Plus-Diät zu genießen. Neben der Mengenangabe in Gramm (g), Milligramm (mg) oder Mikrogramm (µg) finden Sie jeweils noch eine Prozentzahl. Sie drückt aus, in welchem Verhältnis die Menge zur durchschnittlichen Zufuhrempfehlung steht. Daß einige Mengen geringfügig unter dieser Empfehlung (also unter 100%) liegen, gleicht sich an den anderen Tagen wieder aus oder ist, wie bei Phosphor, Fett, besonders Cholesterin u. a. eher erwünscht.

Die Präzision der Mengenangaben erklärt auch einige scheinbare kleine Widersprüchlichkeiten: Für die Küchenpraxis werden die Angaben wie üblich in TL (Teelöffel) und EL (Eßlöffel) gemacht. Die in Klammern dahinter stehenden Angaben in Gramm drücken nur aus, welche genaue Menge der Berechnung zugrunde liegt. Sie brauchen also so kleine Angaben wie zum Beispiel »1 TL (3 g)« keineswegs nachzuwiegen. Ansonsten aber raten wir Ihnen, sich so genau wie möglich an alle Angaben zu halten.

Für die Berechnung der Inhaltsstoffe nutzten wir das Computerprogramm »Prodi 4« von Dr. med. Bertil Kluthe, Karlsruhe, erschienen in der Wissenschaftlichen Verlagsgesellschaft Stuttgart.

Frühstück: Hafercocktail
Erste Zwischenmahlzeit: Feigen
Mittagessen: Fenchel-Orangen-Frisch-
                                    kost
                                    Bleichsellerie mit Rahm-
                                    kartoffeln
Zweite Zwischenmahlzeit: Vital-Plus-Power-Dessert
Abendessen: Spinatsalat
                                    Frischkäseschnitten

Frühstück

Hafercocktail

Zutaten:

40 g Hafer ganzes Korn
  (ersatzweise Hafervoll-
  kornflocken)
1 Becher (150 g) Joghurt
  3,5%
50 g Orange
50 g Apfel
30 g Banane
5 g Honig
1 TL (2 g) Weizenkeime
1 EL (2 g) Bierhefe getrocknet
1 TL (3 g) Zitronensaft

Zubereitung:

Hafer am Abend zuvor ein-
weichen oder morgens
frisch quetschen. Joghurt in
eine Schüssel geben, Hafer
hinzugeben. Orange,
Apfel, Banane in Würfel
schneiden und zusammen
mit den restlichen Zutaten
unter den Joghurt rühren.

2 getrocknete oder zuvor eingeweichte Feigen

Mittagessen

Frischkost von Fenchel mit Orange

Zutaten:
120 g Fenchel
1 TL (5 g) Zitronensaft
50 g Orange
Mühlenpfeffer
Koriander gemahlen
Meersalz
1 TL (3 g) Traubenkernöl

Zubereitung:
Fenchel in sehr feine Scheiben schneiden oder hobeln, mit dem Zitronensaft marinieren. Die geschälte Orange in dünne Scheiben schneiden und dazugeben. Mit Mühlenpfeffer, Koriander und Meersalz abschmecken. Etwas durchziehen lassen, dann das Traubenkernöl dazugeben.

Bleichsellerie geschmort mit Liebstöckel

Zutaten:
1 Staude Bleichsellerie
50 g Zwiebel
30 g Möhren
1 TL (3 g) Weizenkeimöl
1 TL (5 g) Tomatenmark
5 g Knoblauch

Zubereitung:
Den Bleichsellerie waschen, halbieren, Strunk herausschneiden, in 15 cm lange Stücke teilen, Zwiebel und Möhre schneiden und im leicht erhitzten Weizenkeimöl anschwit-

1 EL (10 g) Weizenmehl
2000
50 ml Rotwein
1 Tasse Gemüsebrühe
(Rezept siehe S. 102)
1 EL Liebstöckelblätter geh.
Mühlenpfeffer
Muskatnuß
Meersalz

zen. Tomatenmark und
Knoblauch dazugeben und
etwas anrösten. Mit dem
Weizenmehl bestäuben
und nochmals kurz anrö-
sten. Mit Rotwein ab-
löschen und die Gemüse-
brühe aufgießen. Mit den
Gewürzen abschmecken.
Die Selleriestangen circa
25 Minuten darin schmo-
ren. Zum Schluß leicht salzen und das Liebstöckel
unter die Sauce rühren.

Rahmkartoffeln aus dem Ofen

Zutaten:
1 TL (5 g) Weizenmehl
   2000
1 Tasse (120 g) Kuhmilch
   3,5%
2 EL (20 g) Sahne 30%
Mühlenpfeffer
Muskatnuß
eventuell Meersalz
140 g Kartoffeln

Zubereitung:
Weizenmehl mit Milch
und Sahne glattrühren,
Pfeffer, Muskatnuß und
eventuell Salz hinzufügen.
Alles miteinander erhitzen,
bis das Mehl gebunden
hat. In der Zwischenzeit
die Kartoffeln schälen, in
dünne Scheiben schneiden
und fächerartig in eine
feuerfeste Form schichten.
Die Milch-Sahne-Sauce
darübergießen und im
Backofen bei 140–150
Grad 30 Minuten garen.

Zusätzlich kann das
Gericht mit geriebenem
Käse bestreut werden, was
dann die Werte etwas
erhöht.

Nachmittags

Vital-Plus-Power-Dessert (Rezept siehe S. 102)

Abendessen

Spinatsalat in Joghurt-Knoblauch-Dressing

Zutaten:
2 EL (20 g) Joghurt 3,5%
1 EL (10 g) Zitronensaft
1 TL (5 g) Obstessig
1 TL (3 g) Traubenkernöl
1 Msp. (2 g) Honig
1 Zehe (2 g) Knoblauch
Salatkräuter gehackt
Mühlenpfeffer
Meersalz
40 g Spinat
25 g Apfel
5 g Cashewnuß

Zubereitung:
Joghurt, Zitronensaft,
Obstessig, Traubenkernöl,
Honig, den gehackten
Knoblauch, Kräuter, Pfeffer
und Salz nacheinander
zusammenrühren. Den
Spinat waschen, Stiele mit
den Fäden nach hinten
abziehen. Spinat und Apfel
in feine Streifen schneiden
und mit der Sauce vermi-
schen. Cashew hacken und
darüberstreuen.

Frischkäseschnitten mit Tomaten

Zutaten:
2 Scheiben (70 g) Weizen-
  vollkornbrot
10 g Butter
20 g Rahmfrischkäse 50%
2 Tomaten (180 g)
2 EL (4 g) Schnittlauch
Mühlenpfeffer

Zubereitung:
Die Brote mit Butter und
Frischkäse bestreichen, die
Tomaten in Scheiben auflegen, mit dem feingeschnit-
tenen Schnittlauch
bestreuen und mit Pfeffer
würzen.

Nähr- und Vitalstoffe
1.Woche, 1.Tag

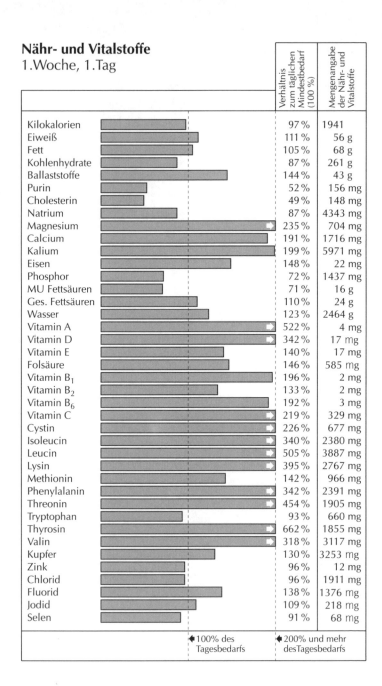

	Verhältnis zum täglichen Mindestbedarf (100 %)	Mengenangabe der Nähr- und Vitalstoffe
Kilokalorien	97 %	1941
Eiweiß	111 %	56 g
Fett	105 %	68 g
Kohlenhydrate	87 %	261 g
Ballaststoffe	144 %	43 g
Purin	52 %	156 mg
Cholesterin	49 %	148 mg
Natrium	87 %	4343 mg
Magnesium	235 %	704 mg
Calcium	191 %	1716 mg
Kalium	199 %	5971 mg
Eisen	148 %	22 mg
Phosphor	72 %	1437 mg
MU Fettsäuren	71 %	16 g
Ges. Fettsäuren	110 %	24 g
Wasser	123 %	2464 g
Vitamin A	522 %	4 mg
Vitamin D	342 %	17 mg
Vitamin E	140 %	17 mg
Folsäure	146 %	585 mg
Vitamin B_1	196 %	2 mg
Vitamin B_2	133 %	2 mg
Vitamin B_6	192 %	3 mg
Vitamin C	219 %	329 mg
Cystin	226 %	677 mg
Isoleucin	340 %	2380 mg
Leucin	505 %	3887 mg
Lysin	395 %	2767 mg
Methionin	142 %	966 mg
Phenylalanin	342 %	2391 mg
Threonin	454 %	1905 mg
Tryptophan	93 %	660 mg
Thyrosin	662 %	1855 mg
Valin	318 %	3117 mg
Kupfer	130 %	3253 mg
Zink	96 %	12 mg
Chlorid	96 %	1911 mg
Fluorid	138 %	1376 mg
Jodid	109 %	218 mg
Selen	91 %	68 mg

◀ 100% des Tagesbedarfs ◀ 200% und mehr des Tagesbedarfs

Frühstück: Pikanter Quark
Erste Zwischenmahlzeit: Feigen
Mittagessen: Frischkost von Rettich,
                                    Gurke, Apfel und Lauch
                                    Forellenfilet mit Petersi-
                                    lienkartoffeln
Zweite Zwischenmahlzeit: Vital-Plus-Power-Dessert
Abendessen: Milchsaurer Cocktail
                                    Vollkornspaghetti mit
                                    Champignonragout
                                    Frische Ananas

Frühstück

Pikanter Quark

Zutaten: *Zubereitung:*
1 EL (10 g) Zwiebel   Zwiebel und Schnittlauch
1 EL (2 g) Schnittlauch   hacken. Rettich und Gurke
30 g Rettich   raspeln. Quark mit der
30 g Gurke   Milch und dem Öl verrüh-
120 g Quark mager   ren, dann Zwiebeln,
2 EL (20 g) Milch 3,5%   Schnittlauch, Rettich und
1 EL (8 g) Traubenkernöl   Gurke dazurühren, ebenso
10 g Sojasprossen   die Sprossen und den zer-
1 kl. Zehe (2 g) Knoblauch   drückten Knoblauch. Mit
Mühlenpfeffer   dem Pfeffer und Meersalz
Meersalz   würzen. Die Brote damit
2 Scheiben (70 g) Weizen-   bestreichen und mit Toma-
    vollkornbrot   tenscheiben belegen.
2 Tomaten (160 g)

111

Vormittags

Feigen

Zutaten:
2 getrocknete Feigen
3 EL Wasser

Zubereitung:
Die Feigen kleinschneiden
und kurze Zeit in wenig
Wasser einweichen. Die
Feigen können auch ein-
fach so verzehrt werden.

Mittagessen

Frischkost von Rettich, Gurke, Apfel und Lauch

Zutaten:
20 g Lauch
40 g Rettich
40 g Gurke
50 g Apfel
1 EL (10 g) Sauerrahm
1 TL (5 g) Zitronensaft
1 TL (5 g) Senf
geh. Dill
geh. Zitronenmelisse
Mühlenpfeffer
Meersalz

Zubereitung:
Lauchstange halbieren und
quer zur Faser in feine
Streifen schneiden. Ret-
tich, Gurke und Apfel grob
raspeln oder ebenfalls in
Streifen schneiden. Alles
miteinander mischen und
mit einer Sauce aus Sauerrahm, Zitronensaft, Senf,
Dill, Zitronenmelisse, Pfeffer und Salz marinieren.

Forellenfilets auf Gemüsestreifen

Zutaten:
180 g Forellenfilet
1 TL (5 g) Zitronensaft

Zubereitung:
Forellenfilets mit Zitronensaft, 1 EL Weißwein und

3 EL (30 g) Weißwein
Mühlenpfeffer
30 g Knollensellerie
30 g Fenchel
20 g Möhren
20 g Lauch
1 TL (2 g) Weizenkeimöl
1 EL (10 g) Vollkornmehl
1 Tasse Gemüsebrühe
  (Rezept siehe S. 102)
5 g Butter
etwas Dill
Meersalz

Pfeffer würzen. Sellerie, Fenchel, Möhren und Lauch in feine Streifen schneiden und in einer beschichteten Pfanne mit dem Öl 2 – 3 Minuten bei kleiner Hitze anbraten. Mit Mehl bestäuben, mit dem restlichen Weißwein ablöschen, Gemüsebrühe angießen und 5 –10 Minuten dünsten lassen. Die Forellenfilets darauflegen, zudecken und alles weitere 3 – 5 Minuten bei kleinster Hitze dünsten lassen. Forelle herausnehmen und warm stellen. Eventuell noch etwas Gemüsebrühe angießen, in die Sauce Butter und Dill einrühren. Mit Salz, Pfeffer und eventuell Weißwein und Zitronensaft abschmecken. Dazu:

Petersilienkartoffeln

Zutaten:
150 g Kartoffeln
1 TL (2 g) Traubenkernöl
2 g geh. Petersilie

Zubereitung:
Kartoffeln in der Schale garen, abpellen, mit dem Öl beträufeln und mit der Petersilie bestreuen.

Vital-Plus-Power-Dessert (Rezept siehe S. 102)

Abendessen

Milchsaurer Cocktail mit Karotte pikant

Zutaten:
50 g Karotten
1 Be. (150 g) Joghurt 3,5%
1 EL (5 g) Kerbel
1 TL (3 g) Traubenkernöl
1 EL (10 g) Zitronensaft
Mühlenpfeffer
Meersalz

Zubereitung:
Die Karotten säubern und in den Joghurt raspeln. Den Kerbel fein hacken und zusammen mit dem Öl, dem Zitronensaft, Pfeffer und Salz dazugeben. Alles gut verrühren oder mixen.

Vollkornspaghetti mit Champignonragout

Zutaten:
70 g Vollkornspaghetti
1 TL (2 g) Olivenöl
Meersalz
Mühlenpfeffer
1 EL (3 g) Basilikum
eventuell 1 Zehe Knob-
   lauch

Zubereitung:
Die Spaghetti in reichlich gesalzenem Wasser 8–12 Minuten kochen, dann abschrecken. Öl, Salz, Pfeffer, die gehackten Basi-likumblätter und eventuell gehackten Knoblauch dazugeben.
Dazu Champignonragout mit Gorgonzolacreme:

80 g Lauchzwiebeln
1 TL (5 g) Olivenöl
1 Zehe (2 g) Knoblauch
120 g Champignons
1 EL (10 g) Weizenmehl
    2000
2 EL (20 g) Weißwein
1 Tasse Gemüsebrühe
    (Rezept siehe S. 102)
2 EL (20 g) Milch 3,5%
20 g Gorgonzola
Mühlenpfeffer
Meersalz

Zwiebeln kleinschneiden, in einer beschichteten Pfanne mit dem Öl anrösten, den zerdrückten Knoblauch und die in Würfel geschnittenen Champignons dazugeben und 2 Minuten mitgehen lassen. Dann mit Mehl bestäuben und unter Rühren angehen lassen. Mit Weißwein ablöschen, Gemüsebrühe angießen, gut durchrühren und aufkochen lassen. Vom Ofen nehmen, Milch und Gorgonzola einrühren, mit Pfeffer und Salz abschmecken.

Frische Ananas

Zutaten:
140 g Ananas

Zubereitung:
Ananas halbieren, eine Hälfte nochmals halbieren, die erhaltenen Viertel in Achtel teilen, den Strunk herausschneiden und das Fruchtfleisch von der Schale lösen.

Nähr- und Vitalstoffe
1.Woche, 2.Tag

	Verhältnis zum täglichen Mindestbedarf (100 %)	Mengenangabe der Nähr- und Vitalstoffe
Kilokalorien	112 %	2233
Eiweiß	185 %	93 g
Fett	114 %	74 g
Kohlenhydrate	93 %	280 g
Ballaststoffe	160 %	48 g
Purin	125 %	374 mg
Cholesterin	55 %	164 mg
Natrium	70 %	3502 mg
Magnesium	216 %	648 mg
Calcium	251 %	2261 mg
Kalium	175 %	5247 mg
Eisen	112 %	17 mg
Phosphor	80 %	1601 mg
MU Fettsäuren	88 %	19 g
Ges. Fettsäuren	86 %	19 g
Wasser	173 %	3451 g
Vitamin A	465 %	4 mg
Vitamin D	384 %	19 mg
Vitamin E	114 %	14 mg
Folsäure	87 %	347 mg
Vitamin B_1	135 %	2 mg
Vitamin B_2	152 %	2 mg
Vitamin B_6	139 %	2 mg
Vitamin C	121 %	182 mg
Cystin	223 %	668 mg
Isoleucin	515 %	3605 mg
Leucin	719 %	5536 mg
Lysin	687 %	4810 mg
Methionin	237 %	1612 mg
Phenylalanin	433 %	3028 mg
Threonin	679 %	2852 mg
Tryptophan	116 %	822 mg
Thyrosin	906 %	2538 mg
Valin	403 %	3950 mg
Kupfer	121 %	3031 mg
Zink	82 %	10 mg
Chlorid	99 %	1987 mg
Fluorid	137 %	1365 mg
Jodid	96 %	192 mg
Selen	103 %	77 mg

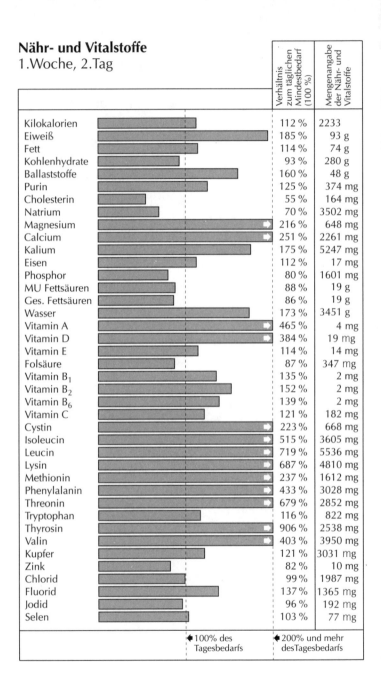

◄100% des Tagesbedarfs   ◄200% und mehr desTagesbedarfs

Frühstück:	Avocado mit Früchten, Gerste und Tofu
Erste Zwischenmahlzeit:	Feigen mit Joghurt
Mittagessen:	Kohlrabi-Apfel-Frischkost
	Dinkelnocken mit Blatt-spinat
	Dessert-Banane
Zweite Zwischenmahlzeit:	Vital-Plus-Power-Dessert
Abendessen:	Kalbsleber-Medaillon
	Blattsalat in Sauerrahm-sauce
	Mango

Frühstück

Avocado mit Früchten, Gerste und Tofu

Zutaten:
4 EL (40 g) entspelzte
   Gerste
80 g Ananas
1 Stück (40 g) Kiwi
60 g Orange
1 Tasse (120 g) Orangensaft
   (frisch)
1 TL (5 g) Zitronensaft
10 g Mandeln süß
60 g Avocado
60 g Sojakäse/Tofu
1 TL (4 g) Honig

Zubereitung:
Gerste in wenig Wasser
weich garen. Das Obst
würfeln, Orangen- und
Zitronensaft dazugießen.
Das Ganze mit der noch
warmen Gerste und den
gehackten Mandeln ver-
mengen. Avocado halbie-
ren, Fruchtfleisch würfeln,
Tofu ebenfalls, und beides
sowie den Honig dazu-
mengen. Mit Mühlenpfef-
fer abschmecken.

Vormittags

Feigen mit Joghurt

Zutaten:
2 getrocknete Feigen
1 Becher (150 g) Joghurt
3,5%

Zubereitung:
Feigen kleinschneiden und
schon am Vorabend im
Joghurt einweichen.

Mittagessen

Frischkost von Kohlrabi, Apfel und Ingwer

Zutaten:
90 g Kohlrabi
50 g Apfel
1 EL (10 g) Joghurt 3,5%
1 TL (5 g) Obstessig
1 TL (5 g) Sesamöl
1 Msp. (2 g) Honig
etwas frisch geriebenen
   Ingwer
Mühlenpfeffer
Meersalz

Zubereitung:
Kohlrabi schälen, zusam-
men mit dem Apfel
raspeln. Aus Joghurt,
Obstessig, Sesamöl eine
Sauce bereiten und mit
Honig, Ingwer, Pfeffer,
Salz und Curry würzen.
Sauce unter die Apfel-
Kohlrabi-Mischung heben.

Curry-Dinkelnocken mit Käsesauce und Blattspinat

Zutaten:
½ Tasse Gemüsebrühe
   (Rezept siehe S. 102)
1 TL (3 g) Weizenkeimöl

Zubereitung:
Die halbe Tasse Gemüse-
brühe mit Öl, Muskatnuß
und Salz erhitzen. Den

Muskatnuß
Meersalz
3 EL (30 g) Dinkel
1 kleines (oder halbes) Ei
  (40 g)
1 EL (10 g) Joghurt 3,5%
10 g Emmentaler 45%,
  gerieben
1 TL gehackte Liebstöckelblätter
Mühlenpfeffer
1 l Gemüsebrühe zum
  Pochieren

feingemahlenen Dinkel
dazugeben und mit einem
Löffel zu einem festen Kloß
abrühren, bis sich am Topf-
boden ein leichter Belag
gebildet hat. Vom Ofen
nehmen und etwas nach-
quellen lassen. Nun Ei,
Joghurt, Käse und Liebstökkel dazugeben, alles gut
verrühren. Mit einem Löffel
2 – 3 Nocken abstechen
und in der siedenden
Gemüsebrühe 8 – 10 Minu-
ten ziehen lassen. Dazu:

Leichte Käsesauce

Zutaten:
½ Tasse Gemüsebrühe
  (Rezept siehe S. 102)
1 EL (10 g) Weizenmehl
  2000
1 TL (3 g) Zitronensaft
1 TL (3 g) Traubenkernöl
1 TL (2 g) Parmesan
Mühlenpfeffer
Muskatnuß
Meersalz

Zubereitung:
Gemüsebrühe erhitzen.
Das Mehl mit Zitronensaft,
Öl und etwas Brühe zu
einem glatten Brei verrühren. Brühe vom Ofen neh-
men, den Mehlbrei klum-
penfrei einrühren und zum
Abbinden nochmals auf
den Ofen stellen. Dann
den Parmesan in die Sauce
rühren, mit Pfeffer, Muskat
und Salz abschmecken und
nochmals durchrühren.

Blattspinat gedünstet

Zutaten:
1 Zehe (2 g) Knoblauch
1 TL (3 g) Weizenkeimöl
150 g Spinat (eventuell tief-
  gekühlt)
Mühlenpfeffer
Muskatnuß
Meersalz

Zubereitung:
Knoblauch zerdrücken und
in einem großen Topf mit
dem Öl bei kleiner Hitze
anbraten. Den geputzten
Blattspinat in den Topf
geben und unter ständigem
Wenden so lange dünsten,
bis er leicht zusammenge-
fallen ist. Mit Pfeffer, Muskat und Salz würzen.

Nachmittags

Vital-Plus-Power-Dessert (Rezept siehe S. 102)

Abendessen

Kalbsleber-Medaillon

Zutaten:
150 g Kalbsleber
1 EL (10 g) Weizenmehl
  2000
1 TL (2 g) Maiskeimöl
Mühlenpfeffer
Meersalz

Zubereitung:
Kalbsleber in 2 oder 3
Stücke schneiden und im
Mehl wenden. Eine be-
schichtete Pfanne mit dem
Öl ausstreichen, und die
Leber auf beiden Seiten
kurz und nicht zu heiß bra-
ten. Mit Pfeffer und Salz
würzen.

Blattsalat in Sauerrahmsauce

Zutaten:
20 g Blattsalat
20 g Champignons
6 Radieschen
40 g Gurke
10 g Sojasprossen
1 EL gehackte Kräuter
1 TL (5 g) Zitronensaft
1 EL (10 g) Sauerrahm
1 EL Gemüsebrühe (Rezept
  siehe S. 102)
1 EL (10 g) geh. Zwiebel
1 TL (5 g) Senf
Mühlenpfeffer
Meersalz

Zubereitung:
Blattsalat kleinzupfen.
Champignons, Radies-
chen, Gurke in dünne
Scheiben schneiden, mit
dem Blattsalat, den Sprossen und den gehackten
Kräutern mischen. Für die
Sauce Zitronensaft, Sauerrahm, Gemüsebrühe,
Zwiebel, Senf in eine
Schüssel geben, verrühren
und mit Pfeffer und Salz
abschmecken. Sauce unter
den Salat heben.

Mango frisch

Zutaten:
90 g Mango

Zubereitung:
Die geschälte Mangofrucht
von der flachen Seite her
halbieren, den Kern her-
auslösen. Nun die Hälften
in je drei Spalten schneiden und in mundgerechte
Stücke teilen.

Nähr- und Vitalstoffe
1.Woche, 3.Tag

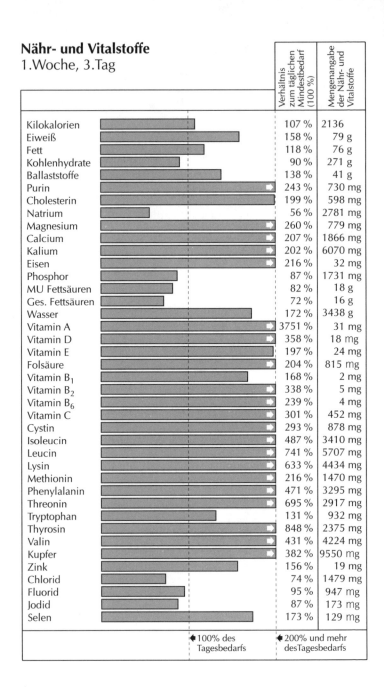

	Verhältnis zum täglichen Mindestbedarf (100 %)	Mengenangabe der Nähr- und Vitalstoffe
Kilokalorien	107 %	2136
Eiweiß	158 %	79 g
Fett	118 %	76 g
Kohlenhydrate	90 %	271 g
Ballaststoffe	138 %	41 g
Purin	243 %	730 mg
Cholesterin	199 %	598 mg
Natrium	56 %	2781 mg
Magnesium	260 %	779 mg
Calcium	207 %	1866 mg
Kalium	202 %	6070 mg
Eisen	216 %	32 mg
Phosphor	87 %	1731 mg
MU Fettsäuren	82 %	18 g
Ges. Fettsäuren	72 %	16 g
Wasser	172 %	3438 g
Vitamin A	3751 %	31 mg
Vitamin D	358 %	18 mg
Vitamin E	197 %	24 mg
Folsäure	204 %	815 mg
Vitamin B_1	168 %	2 mg
Vitamin B_2	338 %	5 mg
Vitamin B_6	239 %	4 mg
Vitamin C	301 %	452 mg
Cystin	293 %	878 mg
Isoleucin	487 %	3410 mg
Leucin	741 %	5707 mg
Lysin	633 %	4434 mg
Methionin	216 %	1470 mg
Phenylalanin	471 %	3295 mg
Threonin	695 %	2917 mg
Tryptophan	131 %	932 mg
Thyrosin	848 %	2375 mg
Valin	431 %	4224 mg
Kupfer	382 %	9550 mg
Zink	156 %	19 mg
Chlorid	74 %	1479 mg
Fluorid	95 %	947 mg
Jodid	87 %	173 mg
Selen	173 %	129 mg

◀100% des Tagesbedarfs   ◀200% und mehr desTagesbedarfs

122

Frühstück:	Marinierte Früchte mit Kokosnuß und Reis
Erste Zwischenmahlzeit:	Feige
Mittagessen:	Rote-Bete-Apfel-Frischkost
	Hirseauflauf
	Broccoli gedünstet
	Meerrettich-Sauce
	Weintrauben
Zweite Zwischenmahlzeit:	Vital-Plus-Power-Dessert
Abendessen:	Kleine Gemüseauswahl
	Zitronen-Butter-Sauce
	Grünkern-Risotto
	Orange

Frühstück

Marinierte Früchte

Zutaten:
5 EL (50 g) Reis unpoliert
1 Tasse Gemüsebrühe
  (Rezept siehe S. 102)
60 g Banane
50 g Kiwi
50 g Orange
1 TL (3 g) Zitronensaft
1 EL (5 g) Kokosraspel
Ingwer
1 TL (5 g) Honig

Zubereitung:
Den Reis mit Gemüsebrühe aufkochen, dann zugedeckt 30 Minuten bei kleinster Hitze quellen lassen. Das Obst schälen und in Scheiben schneiden, mit Zitronensaft marinieren. Den Reis und die Kokosraspel dazugeben. Mit frisch geriebenem Ingwer und Honig abschmecken.

2 getrocknete Feigen

Mittagessen

Frischkost von roten Beten und Apfel

Zutaten:
120 g rote Bete
60 g Apfel
1 TL (5 g) Obstessig
Mühlenpfeffer
Nelke
Zimt
Meersalz
1 EL (10 g) Joghurt
1 TL (2 g) Traubenkernöl

Zubereitung:
Rote Bete schälen, mit dem Apfel in eine Schüssel raspeln. Obstessig, Pfeffer, eine Spur Nelke, wenig Zimt und Meersalz dazugeben und gut vermischen. Etwas ziehen lassen. Dann Joghurt und Traubenkernöl untermengen.

Hirseauflauf

Zutaten:
4 EL (40 g) Hirse
1 Tasse Gemüsebrühe
   (Rezept siehe S. 102)
50 g Karotten
3 kleine Lauchzwiebeln
1 TL (2 g) Olivenöl
1 kleines Ei (40 g)
1 TL (1 g) geh. Petersilie
Muskatnuß

Zubereitung:
Hirse in der Gemüsebrühe am Siedepunkt 20 Minuten garen, dann noch etwas ausquellen lassen. Karotten grob raspeln, Lauchzwiebeln fein schneiden, beides in dem Öl anschwitzen. Zusammen mit dem Eigelb in die ausgequollene Hirse

Mühlenpfeffer
Meersalz

einarbeiten, die Masse
dann mit Petersilie, Mus-
kat, Pfeffer und Salz
abschmecken. Eiweiß
schlagen und unterheben,
in ein Auflaufförmchen füllen und im Wasserbad im
Ofen bei 140–150 Grad
15–20 Minuten garen.

Broccoli gedünstet

Zutaten:
200 g Broccoli
½ Tasse Gemüsebrühe
   (Rezept siehe S. 102)
1 TL (5 g) Butter
Mühlenpfeffer
Muskatnuß
Meersalz

Zubereitung:
Broccoli von den holzigen
Teilen des Strunks
befreien. Die Broccolirös-
chen mit der Gemüsebrühe
in einen Topf geben. Bei
mäßiger Hitze 8–12 Minu-
ten dünsten. Zum Schluß
mit einem Löffel die zerlas-
sene Butter darübergeben.
Mit Pfeffer, Muskat, Salz
würzen. Dazu:

Meerrettichsauce

Zutaten:
1 Tasse Gemüsebrühe
   (Rezept siehe S. 102)
2 EL (20 g) Milch
1 EL (10 g) Weißwein
1 TL (5 g) Zitronensaft

Zubereitung:
Gemüsebrühe in einem
kleinen Topf erhitzen.
Milch, Weißwein, Zitro-
nensaft, etwas Gemüse-
brühe und Sonnenblumen-

1 TL (2 g) Sonnenblumenöl
1 EL (10 g) Weizenmehl
2000
1 TL (3 g) Meerrettich
1 TL (2 g)Honig
Mühlenpfeffer
Muskat
Meersalz

öl mit dem Mehl zu einem glatten Brei verrühren. Die Gemüsebrühe vom Ofen nehmen und den Mehlbrei einrühren. Den geriebenen Meerrettich dazurühren, mit Honig, Pfeffer, Muskat und Meersalz abschmekken.

Nachmittags

Vital-Plus-Power-Dessert (Rezept siehe S. 102)

Abendessen

Kleine Gemüseauswahl

Zutaten:
80 g Karotten
80 g Kohlrabi
80 g grüne Bohnen
Mühlenpfeffer
Muskatnuß
1 TL Kräuter nach Bel.
1 TL (3 g) Butter

Zubereitung:
Karotte und Kohlrabi in Stifte schneiden, Bohnen in Stücke brechen. Das Gemüse im Dämpfer über wenig kochendem Wasser je nach Dicke 12–15 Minuten dämpfen. Das fertige Gemüse mit Pfeffer und Muskatnuß abschmekken. Die Butter zerlassen und darüberträufeln und mit den Kräutern bestreuen. Dazu:

Zitronen-Butter-Sauce

Zutaten:
1 EL (10 g) Weizenmehl
  2000
2 EL (20 g) Milch 3,5%
1 Tasse Gemüsebrühe
  (Rezept siehe S. 102)
1 TL (5 g) Butter
1 EL (10 g) Weißwein
Mühlenpfeffer
2 EL (10 g) Zitronensaft
Muskatnuß
Meersalz
1 EL (5 g) geh. Kerbel

Zubereitung:
Weizenmehl mit der Milch
glattrühren. Gemüsebrühe
erhitzen und den Mehlbrei
einrühren. Nach dem
Abbinden des Mehls in
einen Mixer geben und die
Butter, den Weißwein,
Pfeffer, Zitronensaft, Muskatnuß, Meersalz und den
Kerbel dazugeben, alles
gut untermixen. Die Sauce
paßt auch zu folgendem
Risotto.

Grünkernrisotto

Zutaten:
4 EL (40 g) Grünkern
1 Tasse Gemüsebrühe
  (Rezept siehe S. 102)
1 EL (10 g) geh. Zwiebel
1 TL (2 g) Olivenöl
1 TL (1 g) geh. Liebstöckel
1 kleine Zehe Knoblauch
  zerdrückt
Mühlenpfeffer
Meersalz

Zubereitung:
Grünkern in der Gemüse-
brühe 20 Minuten garen,
danach noch 20 Minuten
quellen lassen. Die Zwie-
bel im Olivenöl anbraten.
Das Liebstöckel kurz mit-
gehen lassen und in den
Grünkern rühren. Dann
Knoblauch, Pfeffer, Salz
dazugeben.

Als Nachtisch 1 Orange

Nähr- und Vitalstoffe
1.Woche, 4.Tag

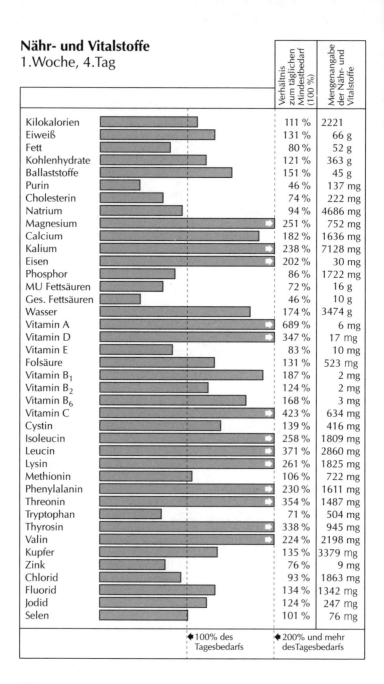

	Verhältnis zum täglichen Mindestbedarf (100 %)	Mengenangabe der Nähr- und Vitalstoffe
Kilokalorien	111 %	2221
Eiweiß	131 %	66 g
Fett	80 %	52 g
Kohlenhydrate	121 %	363 g
Ballaststoffe	151 %	45 g
Purin	46 %	137 mg
Cholesterin	74 %	222 mg
Natrium	94 %	4686 mg
Magnesium	251 %	752 mg
Calcium	182 %	1636 mg
Kalium	238 %	7128 mg
Eisen	202 %	30 mg
Phosphor	86 %	1722 mg
MU Fettsäuren	72 %	16 g
Ges. Fettsäuren	46 %	10 g
Wasser	174 %	3474 g
Vitamin A	689 %	6 mg
Vitamin D	347 %	17 mg
Vitamin E	83 %	10 mg
Folsäure	131 %	523 mg
Vitamin B$_1$	187 %	2 mg
Vitamin B$_2$	124 %	2 mg
Vitamin B$_6$	168 %	3 mg
Vitamin C	423 %	634 mg
Cystin	139 %	416 mg
Isoleucin	258 %	1809 mg
Leucin	371 %	2860 mg
Lysin	261 %	1825 mg
Methionin	106 %	722 mg
Phenylalanin	230 %	1611 mg
Threonin	354 %	1487 mg
Tryptophan	71 %	504 mg
Thyrosin	338 %	945 mg
Valin	224 %	2198 mg
Kupfer	135 %	3379 mg
Zink	76 %	9 mg
Chlorid	93 %	1863 mg
Fluorid	134 %	1342 mg
Jodid	124 %	247 mg
Selen	101 %	76 mg

◀ 100% des Tagesbedarfs   ◀ 200% und mehr desTagesbedarfs

Frühstück:	Hafermüsli
Erste Zwischenmahlzeit:	Feigen in Orangensaft
Mittagessen:	Sellerie-Frischkost
	Putensteak
	Ingwer-Curry-Sauce
	Reis
Zweite Zwischenmahlzeit:	Vital-Plus-Power-Dessert
Abendessen:	Karottengemüse
	Birne mit Gorgonzola
	Weizenvollkornbrot
	Banane

Frühstück

Hafermüsli mit Haselnuß und Früchten

Zutaten:
6 EL (60 g) Hafer entspelzt
5 EL (50 g) Joghurt 3,5%
2 EL (20 g) Milch 3,5%
1 TL (3 g) Zitronensaft
50 g Banane
120 g Erdbeeren
50 g Apfel
1 EL (10 g) ger. Haselnuß

Zubereitung:
Den Hafer über Nacht einweichen oder frisch gequetscht mit dem Joghurt, der Milch und dem Zitronensaft in eine Schüssel geben. Banane mit der Hälfte der Erdbeeren zu Mus zerdrücken. Apfel grob raspeln und die andere Hälfte der Erdbeeren in Würfel schneiden. Alle Zutaten miteinander vermischen.

Feigen in Orangensaft

Zutaten:
2 getrocknete Feigen
Saft von 1 Orange

Zubereitung:
Feigen kleinschneiden, im
frisch gepreßten Orangen-
saft ziehen lassen.

Frischkost von Fenchel mit Orange

Zutaten:
120 g Fenchel
1 TL (5 g) Zitronensaft
50 g Orange
Mühlenpfeffer
Koriander gem.
Meersalz
1 TL (3 g) Traubenkernöl

Zubereitung:
Fenchel in sehr feine Strei-
fen schneiden oder hobeln,
im Zitronensaft marinieren.
Orange in dünne Scheiben
schneiden und dazugeben.
Mit Pfeffer, gemahlenem
Koriander und wenig
Meersalz abschmecken.
Kurze Zeit durchziehen
lassen, dann das Trauben-
kernöl dazugeben.

Putenbrust-Steak gebraten

Zutaten:
120 g Truthahnbrust
Mühlenpfeffer

Zubereitung:
Die Truthahnbrust mit Pfeffer und Meersalz würzen,

Meersalz
1 EL (10 g) Weizenmehl
2000
1 TL (3 g) Maiskeimöl

dann mit dem Weizenmehl
bestäuben. Eine beschich-
tete Pfanne mit dem Öl
ausstreichen und das Steak
bei mäßiger Hitze braten.

Ingwer-Curry-Sauce mit Früchten

Zutaten:
1 EL (10 g) geh. Zwiebel
1 TL (3 g) Sesamöl
30 g Apfel
50 g Mango
50 g Ananas
1 TL (2 g) Kokosraspel
1 EL (10 g) Weizenmehl
2000
Curry
1 TL (3 g) Tomatenmark
frisch ger. Ingwer
1 Tasse Gemüsebrühe
(Rezept siehe S. 102)
1 EL (10 g) Sauerrahm
Mühlenpfeffer
Meersalz

Zubereitung:
Gehackte Zwiebel im
Sesamöl anbraten. Apfel,
Mango, Ananas in Stücke
schneiden, zusammen mit
den Kokosraspel dazuge-
ben und ebenfalls kurz
andünsten. Mit Mehl und
Curry bestäuben und vor-
sichtig umrühren. Vom
Ofen nehmen. Tomaten-
mark und Ingwer vorsichtig
einarbeiten. Mit der Brühe
auffüllen und wieder auf
den Ofen stellen. Kurz auf-
stoßen lassen, bis die Sauce
abgebunden ist. Wieder
vom Ofen nehmen, den
Sauerrahm und den Weiß-
wein unterrühren, mit Pfeffer und eventuell Salz
abschmecken und noch-
mals kurz erhitzen.

Vollkornreis

Zutaten:
1 EL (10) geh. Zwiebel
5 EL (50 g) Reis unpoliert
1 TL (2 g) Olivenöl
1 Tasse Gemüsebrühe
   (Rezept siehe S. 102)
1 Lorbeerblatt
Meersalz
Mühlenpfeffer

Zubereitung:
Die gehackte Zwiebel und
den Reis nach und nach im
Olivenöl andünsten. Mit
Gemüsebrühe auffüllen,
Lorbeerblatt dazugeben
und den Reis am Siede-
punkt 35 Minuten garen;
danach noch 10 Minuten
quellen lassen. Nun erst
leicht salzen und mit Pfeffer abschmecken.

Nachmittags

Vital-Plus-Power-Dessert (Rezept siehe S. 102)

Abendessen

Karottengemüse

Zutaten:
150 g Karotten
½ Tasse Gemüsebrühe
   (Rezept siehe S. 102)
1 Msp. (2 g) Butter
1 EL (2 g) geh. Petersilie
Mühlenpfeffer
Meersalz

Zubereitung:
Karotten in Scheiben
schneiden, in der Gemüse-
brühe 12–18 Minuten dün-
sten. Vor dem Anrichten
Butter und Petersilie dazugeben. Mit Pfeffer und
Meersalz abschmecken.

Birne mit Gorgonzolacreme

Zutaten:
1 frische Birne (120 g)
30 g Gorgonzola
40 g Magerquark
2 Scheiben (70 g) Weizen-
   vollkornbrot
5 g Butter

Zubereitung:
Birne gut waschen und das
Kerngehäuse herausschnei-
den. In mundgerechte
Stücke schneiden. Gorgon-
zola mit einer Gabel zer-
drücken und zusammen
mit der Birne unter den
Quark mischen. Das Voll-
kornbrot mit Butter bestreichen und zum Quark
essen.

Als Nachtisch 1 Banane.

Nähr- und Vitalstoffe
1.Woche, 5.Tag

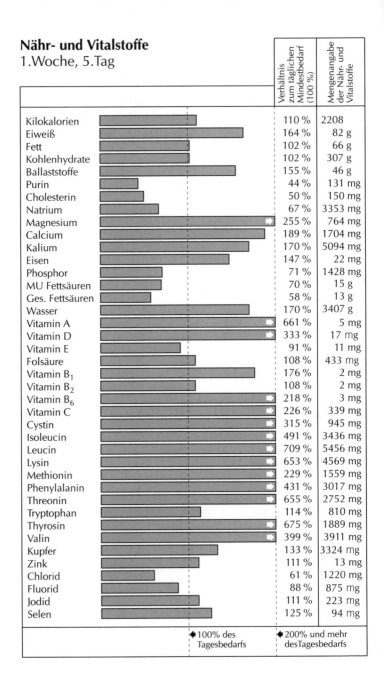

	Verhältnis zum täglichen Mindestbedarf (100 %)	Mengenangabe der Nähr- und Vitalstoffe
Kilokalorien	110 %	2208
Eiweiß	164 %	82 g
Fett	102 %	66 g
Kohlenhydrate	102 %	307 g
Ballaststoffe	155 %	46 g
Purin	44 %	131 mg
Cholesterin	50 %	150 mg
Natrium	67 %	3353 mg
Magnesium	255 %	764 mg
Calcium	189 %	1704 mg
Kalium	170 %	5094 mg
Eisen	147 %	22 mg
Phosphor	71 %	1428 mg
MU Fettsäuren	70 %	15 g
Ges. Fettsäuren	58 %	13 g
Wasser	170 %	3407 g
Vitamin A	661 %	5 mg
Vitamin D	333 %	17 mg
Vitamin E	91 %	11 mg
Folsäure	108 %	433 mg
Vitamin B$_1$	176 %	2 mg
Vitamin B$_2$	108 %	2 mg
Vitamin B$_6$	218 %	3 mg
Vitamin C	226 %	339 mg
Cystin	315 %	945 mg
Isoleucin	491 %	3436 mg
Leucin	709 %	5456 mg
Lysin	653 %	4569 mg
Methionin	229 %	1559 mg
Phenylalanin	431 %	3017 mg
Threonin	655 %	2752 mg
Tryptophan	114 %	810 mg
Thyrosin	675 %	1889 mg
Valin	399 %	3911 mg
Kupfer	133 %	3324 mg
Zink	111 %	13 mg
Chlorid	61 %	1220 mg
Fluorid	88 %	875 mg
Jodid	111 %	223 mg
Selen	125 %	94 mg

◀ 100% des Tagesbedarfs

◀ 200% und mehr desTagesbedarfs

134

Frühstück:	Hafercocktail
Erste Zwischenmahlzeit:	Feigen
Mittagessen:	Rettich-Frischkost in Rahmsauce
	Gemüseeintopf mit Gerste
	Quarkspeise mit Kiwi
Zweite Zwischenmahlzeit:	Vital-Plus-Power-Dessert
Abendessen:	Kefir mit Apfel
	Räucherlachs
	Roggenvollkornbrot
	Orange

Frühstück

Hafercocktail

Zutaten:
4 EL (40 g) Hafer
1 Becher (150 g) Joghurt
  3,5%
50 g Orange
50 g Apfel
30 g Banane
1 TL (5 g) Honig
1 TL (2 g) Weizenkeime
1 TL (3 g) Zitronensaft
1 EL (2 g) Bierhefe

Zubereitung:
Hafer über Nacht einwei-
chen oder frisch gequetscht
(ersatzweise Hafervoll-
kornflocken) mit dem
Joghurt in eine Schüssel
geben. Orange, Apfel und
Banane würfeln und
zusammen mit Honig,
Weizenkeimen und Zitro-
nensaft vermischen. Bier-
hefe darüberstreuen.

135

Vormittags

2 getrocknete Feigen

Mittagessen

Rettich-Frischkost in Rahmsauce

Zutaten:
20 g Lauch
40 g Rettich
40 g Gurke
50 g Apfel

3 EL (30 g) Sauerrahm
1 EL (10 g) Zitronensaft
1 EL (2 g) Schnittlauch
1 TL (5 g) Obstessig
1 EL (10 g) ger. Meerrettich
1 Msp. (2 g) Honig
Mühlenpfeffer
Meersalz

Zubereitung:
Lauchstange halbieren und quer zur Faser in feine Streifen schneiden. Rettich, Gurke, Apfel grob raspeln. Alles miteinander vermischen und in folgender Sauce marinieren: Sauerrahm, Zitronensaft, Schnittlauchröllchen und Obstessig in eine Schüssel geben und mit dem Meerrettich gut verrühren. Rohkost dazugeben und mit Honig, Pfeffer und Meersalz abschmecken.

Gemüseintopf mit Gerste

Zutaten:
3 EL (30 g) Gerste entspelzt
60 g Karotten
60 g Kohlrabi

Zubereitung:
Gerste 3 Stunden einweichen, dann 20 Minuten garen und noch etwas

60 g Knollensellerie
2 Tassen Gemüsebrühe
  (Rezept siehe S. 102)
50 g Lauch
gem. Koriander
Muskatnuß
Mühlenpfeffer
1 TL (2 g) geh. Liebstöckel
1 EL (10 g) geh. Zwiebel
1 TL (3 g) Traubenkernöl

quellen lassen. Karotte, Kohlrabi und Sellerie in gleichgroße Stückchen schneiden. In etwas Gemüsebrühe 12–15 Minuten dünsten. Die Gerste unter fließendem Wasser kurz abschwenken und zu dem Gemüse geben. Restliche Gemüsebrühe angießen und den in Stücke geschnittenen Lauch dazugeben. Mit Koriander, Muskatnuß, Pfeffer abschmecken und alles noch 5 Minuten garen lassen. Zum Schluß Liebstökkel, Zwiebel und Traubenkernöl einrühren.

Quarkspeise mit Kiwi

Zutaten:
6 EL (60 g) Magerquark
2 EL (20 g) Milch 3,5%
2 TL (6 g) Traubenkernöl
1 TL (5 g) Honig
1 Kiwi
1 TL (2 g) Zitronensaft
Mark einer Vanilleschote
ger. Zitronenschale

Zubereitung:
Quark mit Milch, Traubenkernöl und Honig glattrühren. Kiwi schälen, würfeln, 2 Scheiben zurückbehalten zum Garnieren. Zitronensaft, Vanillemark und Zitronenschale einrühren. Zum Schluß die Kiwiwürfel dazurühren. Mit den Kiwischeiben garnieren.

Nachmittags

Vital-Plus-Power-Dessert (Rezept siehe S. 102)

Abendessen

Kefir mit Apfel

Zutaten:
80 g Apfel
30 g Lauchzwiebel
1 TL (5 g) Honig
1 TL (3 g) Zitronensaft
1 TL (3 g) Traubenkernöl
Pfeffer, Meersalz
1 EL (2 g) Bierhefe
150 g Kefir

Zubereitung:
Apfel grob raspeln, Lauchzwiebel in feine Streifen
schneiden. Zusammen mit
Honig, Zitronensaft, Öl,
Pfeffer, Salz und Bierhefe
in den Kefir einrühren.

Räucherlachs

Zutaten:
2 Scheiben (140 g) Roggen-
   vollkornbrot
5 g Butter
60 g Räucherlachs
150 g Gurke
Mühlenpfeffer
1 EL (10 g) frisch ger. Meerrettich
2 TL (6 g) süße Sahne
Als Nachtisch 1 Orange

Zubereitung:
Vollkornbrot mit Butter
bestreichen, mit Lachs
belegen. Gurke in Stücke
schneiden, pfeffern und als
Beilage servieren. Den
frisch geriebenen Meerrettich mit der geschlagenen
Sahne vermischen und
dazu reichen.

Nähr- und Vitalstoffe
1.Woche, 6.Tag

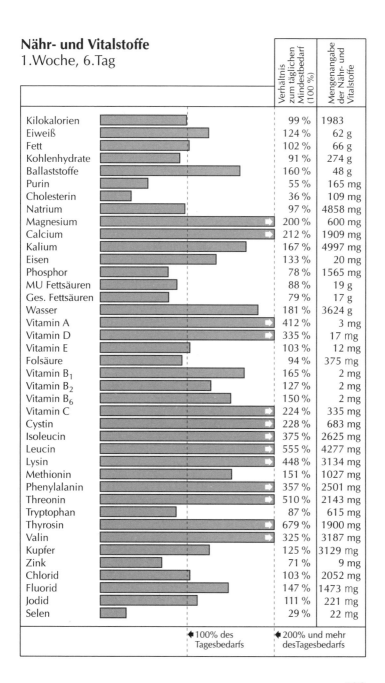

	Verhältnis zum täglichen Mindestbedarf (100 %)	Mengenangabe der Nähr- und Vitalstoffe
Kilokalorien	99 %	1983
Eiweiß	124 %	62 g
Fett	102 %	66 g
Kohlenhydrate	91 %	274 g
Ballaststoffe	160 %	48 g
Purin	55 %	165 mg
Cholesterin	36 %	109 mg
Natrium	97 %	4858 mg
Magnesium	200 %	600 mg
Calcium	212 %	1909 mg
Kalium	167 %	4997 mg
Eisen	133 %	20 mg
Phosphor	78 %	1565 mg
MU Fettsäuren	88 %	19 g
Ges. Fettsäuren	79 %	17 g
Wasser	181 %	3624 g
Vitamin A	412 %	3 mg
Vitamin D	335 %	17 mg
Vitamin E	103 %	12 mg
Folsäure	94 %	375 mg
Vitamin B$_1$	165 %	2 mg
Vitamin B$_2$	127 %	2 mg
Vitamin B$_6$	150 %	2 mg
Vitamin C	224 %	335 mg
Cystin	228 %	683 mg
Isoleucin	375 %	2625 mg
Leucin	555 %	4277 mg
Lysin	448 %	3134 mg
Methionin	151 %	1027 mg
Phenylalanin	357 %	2501 mg
Threonin	510 %	2143 mg
Tryptophan	87 %	615 mg
Thyrosin	679 %	1900 mg
Valin	325 %	3187 mg
Kupfer	125 %	3129 mg
Zink	71 %	9 mg
Chlorid	103 %	2052 mg
Fluorid	147 %	1473 mg
Jodid	111 %	221 mg
Selen	29 %	22 mg

◀ 100% des Tagesbedarfs   ◀ 200% und mehr desTagesbedarfs

139

Frühstück:	Pikanter Quark
Erste Zwischenmahlzeit:	Feigen
Mittagessen:	Zucchini-Tomaten-Champignon-Frischkost
	Kaninchenkeule auf Schmorgemüse
	Kartoffel-Fenchel-Gratin
Zweite Zwischenmahlzeit:	Vital-Plus-Power-Dessert
Abendessen:	Blattsalat mit Sauerrahm-Sauce
	Kräuterpfannkuchen mit Gemüseragout
	Schnittlauchkartoffeln
	Kiwi

Frühstück

Pikanter Quark

Zutaten:
1 EL (10 g) geh. Zwiebel
1 EL (2 g) Schnittlauch
30 g Rettich
30 g Gurke
120 g Magerquark
2 EL (20 g) Milch 3,5%
10 g Sprossen (Sojakeimlinge)
1 EL (8 g) Traubenkernöl
Mühlenpfeffer

Zubereitung:
Die Zwiebel und den Schnittlauch besonders fein schneiden, Rettich und Gurke dazuraspeln. Den Quark mit der Milch verrühren und die vorbereiteten Zutaten sowie die Sprossen und das Öl dazufügen. Mit Mühlenpfeffer, und nach Belieben auch

Meersalz
1 Zehe (2 g) Knoblauch
2 Scheiben (70 g) Weizen-
  vollkornbrot
2 Tomaten (160 g)

mit Meersalz und der zer-
drückten Knoblauchzehe
abschmecken. Das Brot
mit der Quarkmischung
bestreichen, dazu die
geachtelten Tomaten.

Vormittags

Feigen

Zutaten:
2 getr. Feigen
Saft von einer Orange

Zubereitung:
Feigen kleinschneiden, mit
dem Orangensaft marinie-
ren und kurz ziehen lassen.

Mittagessen

Frischkost von Zucchini, Tomate und Champignons

Zutaten:
80 g Zucchini
1 Tomate (80 g)
30 g Champignons
1 EL (10 g) geh. Zwiebel
1 TL (1–2 g) Balsamico-
  oder Obstessig
1 EL (2 g) geh. Basilikumblätter
Mühlenpfeffer
Meersalz
1 TL (2 g) Olivenöl

Zubereitung:
Zucchini, Tomate und
Champignons in dünne
Scheiben schneiden, zu-
sammen mit der gehackten
Zwiebel in eine Schüssel
geben. Mit dem Essig marinieren (hier empfiehlt sich
der besonders wohl-
schmeckende Balsamico).
Die feingehackten Basili-
kumblätter unterheben, mit

141

Pfeffer und wenig Salz würzen, etwas durchziehen lassen. Vor dem Servieren das Olivenöl darübergeben.

Kaninchenkeule auf Schmorgemüse

Zutaten:
30 g Petersilienwurzel
30 g Karotten
30 g Fenchel
50 g Zwiebel
1 TL (3 g) Maiskeimöl
150 g Kaninchenfleisch
    (Keule)
1 TL (5 g) Tomatenmark
1 EL (10 g) Weißwein
1 TL (5 g) Zitronensaft
Oregano
Rosmarin
1 Lorbeerblatt
1 Tasse Gemüsebrühe
    (Rezept siehe S. 102)
Mühlenpfeffer
Meersalz

Zubereitung:
Petersilienwurzel, Karotte, Fenchel und Zwiebel in Würfel schneiden und beiseite stellen. Mit dem Öl die Kaninchenkeule in einer beschichteten Pfanne auf beiden Seiten kurz anbraten, wieder herausnehmen. Nun das vorbereitete Gemüse in der Pfanne leicht anbräunen. Tomatenmark dazugeben und ebenfalls etwas Farbe nehmen lassen. Mit Weißwein und Zitronensaft ablöschen. Oregano, Rosmarin und Lorbeer sowie etwas Gemüsebrühe dazugeben. Kaninchenkeule daraufsetzen. Im Ofen bei 120–140 Grad 30 Minuten garen, dabei öfter mal Gemüsebrühe nachgießen. Keule herausnehmen. Die

Brühe mit dem Gemüse im
Mixer zu einer sämigen
Sauce pürieren, mit Pfeffer
und Salz abschmecken.

Kartoffel-Fenchel-Gratin

Zutaten:
150 g Kartoffeln
140 g Fenchel
50 g Zwiebel
1 TL (3 g) Maiskeimöl
Muskatnuß
Mühlenpfeffer
Meersalz
1 TL (5 g) Weizenmehl
  2000
5 EL (50 g) Milch 3,5%
2 EL (20 g) ger. Emmentaler
  45%

Zubereitung:
Kartoffeln, Fenchel und
Zwiebel in feine Streifen
schneiden. Mit dem Öl in
einer beschichteten Pfanne
anbraten. Muskat, Pfeffer,
Salz und Weizenmehl
unterrühren. Die Milch
und die Hälfte des geriebenen Käses unterziehen.
Alles in eine feuerfeste
Form geben, den restlichen
Käse darüberstreuen und
im Ofen bei 140 Grad
20–30 Minuten fertig
garen.

Nachmittags

Vital-Plus-Power-Dessert (Rezept siehe S. 102)

Blattsalat mit Sauerrahm-Sauce

Zutaten:
20 g grüner Salat
20 g Champignons
6 Radieschen (48 g)
40 g Gurke
1 EL gehackte Kräuter (z. B.
   Dill, Borretsch, Estragon)
10 g Sprossen (Sojakeim-
   linge)
1 EL (10 g) Sauerrahm
1 TL (5 g) Zitronensaft
1 EL (10 g) geh. Zwiebel
1 TL (5 g) Senf
Mühlenpfeffer
Meersalz

Zubereitung:
Salatblätter kleinzupfen.
Champignons, Radieschen
und Gurke in dünne Schei-
ben schneiden, mit dem
Salat und den gehackten
Kräutern mischen, Spros-
sen dazumengen. Dazu
folgende Sauce:
Sauerrahm, Zitronensaft,
die feingehackte Zwiebel,
Senf miteinander vermi-
schen und mit Pfeffer und
Salz würzen.

Kräuterpfannkuchen mit Gemüseragout

Zutaten:
4 EL (40 g) gem. Dinkel
2 EL (40 g) Roggen, ganzes
   Korn
1 Tasse (120 g) Milch 3,5%
½ oder 1 sehr kleines Ei
   (30 g)
1 EL (20 g) Magerquark
1 EL (2 g) geh. Schnittlauch
1 EL (2 g) geh. Petersilie

Zubereitung:
Den (möglichst frischge-
mahlenen) Dinkel und den
Roggen in der Milch glattrühren. Das Ei gut ver-
schlagen, mit dem Quark
verrühren und zu dem
Mehlbrei geben. Schnitt-
lauch, Petersilie, Muskat,
Pfeffer und Salz dem Teig

Muskatnuß
Mühlenpfeffer
Meersalz
1 TL (3 g) Weizenkeimöl

40 g Karotten
40 g Kohlrabi
40 g Knollensellerie
1 Tasse Gemüsebrühe
   (Rezept siehe S. 102)
1 EL (10 g) Weizenmehl
   2000
3 EL (30 g) Milch 3,5%
1 TL (3 g) Sonnenblumenöl
40 g Lauchzwiebeln
1 TL (5 g) Meerrettich ger.
Muskatnuß
Mühlenpfeffer
Meersalz

beifügen. Eine beschich-
tete Pfanne leicht erhitzen
und mit dem Öl ausstrei-
chen, den Teig darin als
Pfannkuchen herausbak-
ken. Dazu die Füllung:
Karotte, Kohlrabi, Sellerie
würfeln. In wenig Gemüse-
brühe bei kleiner Hitze
6—8 Minuten dünsten. In
der Zwischenzeit das Mehl
mit der Milch und dem Öl
verrühren, zusammen mit
der restlichen Gemüse-
brühe zum Gemüse geben
und glattrühren. Lauch-
zwiebeln fein schneiden
und zusammen mit dem
Meerrettich, Muskat, Pfeffer und Salz dazugeben.
Bis zum Abbinden aufsto-
ßen lassen.

Schnittlauchkartoffeln

Zutaten:
150 g Kartoffeln
2 g Butter
1 EL (2 g) geh. Schnittlauch

Zubereitung:
Kartoffeln in der Schale
kochen, abpellen, in der
Butter schwenken und mit
dem Schnittlauch
bestreuen.

Als Nachtisch 2 Kiwi (100 g) in Scheiben.

Nähr- und Vitalstoffe
1.Woche, 7.Tag

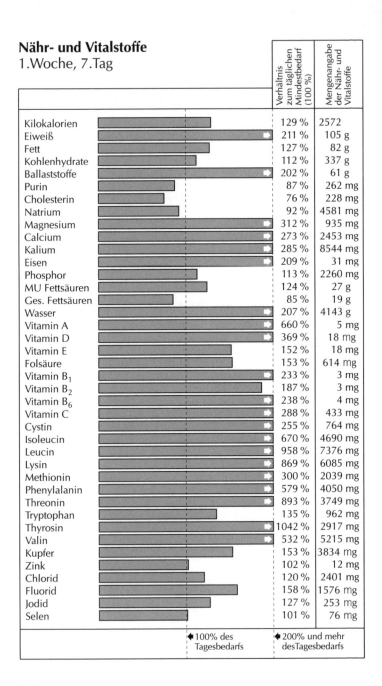

	Verhältnis zum täglichen Mindestbedarf (100 %)	Mengenangabe der Nähr- und Vitalstoffe
Kilokalorien	129 %	2572
Eiweiß	211 %	105 g
Fett	127 %	82 g
Kohlenhydrate	112 %	337 g
Ballaststoffe	202 %	61 g
Purin	87 %	262 mg
Cholesterin	76 %	228 mg
Natrium	92 %	4581 mg
Magnesium	312 %	935 mg
Calcium	273 %	2453 mg
Kalium	285 %	8544 mg
Eisen	209 %	31 mg
Phosphor	113 %	2260 mg
MU Fettsäuren	124 %	27 g
Ges. Fettsäuren	85 %	19 g
Wasser	207 %	4143 g
Vitamin A	660 %	5 mg
Vitamin D	369 %	18 mg
Vitamin E	152 %	18 mg
Folsäure	153 %	614 mg
Vitamin B_1	233 %	3 mg
Vitamin B_2	187 %	3 mg
Vitamin B_6	238 %	4 mg
Vitamin C	288 %	433 mg
Cystin	255 %	764 mg
Isoleucin	670 %	4690 mg
Leucin	958 %	7376 mg
Lysin	869 %	6085 mg
Methionin	300 %	2039 mg
Phenylalanin	579 %	4050 mg
Threonin	893 %	3749 mg
Tryptophan	135 %	962 mg
Thyrosin	1042 %	2917 mg
Valin	532 %	5215 mg
Kupfer	153 %	3834 mg
Zink	102 %	12 mg
Chlorid	120 %	2401 mg
Fluorid	158 %	1576 mg
Jodid	127 %	253 mg
Selen	101 %	76 mg

◀ 100% des Tagesbedarfs   ◀ 200% und mehr desTagesbedarfs

Frühstück:	Tofu mit Früchten und Gerste
Erste Zwischenmahlzeit:	Feigen
Mittagessen:	Sellerie-Apfel-Frischkost
	Dinkel-Risotto mit Mandelsplittern
	Curry-Sauce
	Karotten-Lauch-Gemüse
Zweite Zwischenmahlzeit:	Vital-Plus-Power-Dessert
Abendessen:	Milchsaurer Cocktail von Kefir
	Petersilienkartoffeln
	Quarksauce
	Blattspinat
	Apfel

Frühstück

Tofu mit Früchten und Gerste

Zutaten:
2 EL (20 g) Gerste
80 g Ananas
40 g Kiwi
60 g Orange
1 Tasse (120 g) Orangensaft
1 TL (5 g) Zitronensaft
10 g Mandeln, süß
1 TL (4 g) Honig

Zubereitung:
Die Gerste in wenig Wasser zugedeckt bei kleinster Hitze 45 Minuten quellen lassen. Ananas, Kiwi, Orange in Würfel schneiden, Orangen- und Zitronensaft dazugießen. Dann die gegarte Gerste noch

147

60 g Avocado
60 g Tofu

warm mit den gehackten Mandeln mischen. Honig dazugeben. Avocado würfeln und zusammen mit dem Tofu beimengen.

Vormittags

2 getrocknete Feigen

Mittagessen

Sellerie-Frischkost mit Lauch und Apfel

Zutaten:
80 g Knollensellerie
50 g Apfel
30 g Lauch
1 EL (10 g) Zitronensaft
Kreuzkümmel
Mühlenpfeffer
Meersalz
1 Msp. (2 g) Senf
2 EL (20 g) Joghurt 3,5%
1 TL (3 g) Traubenkernöl

Zubereitung:
Sellerie und Apfel grob raspeln, Lauch in feine Streifen schneiden. Mit Zitronensaft, Kreuzkümmel, Pfeffer und Salz marinieren. Senf, Joghurt und Öl miteinander verrühren und unter die Frischkost mischen.

Dinkel-Risotto mit Mandelsplittern

Zutaten:
60 g Dinkel (Grünkern)
1/2 l Gemüsebrühe
  (Rezept siehe S. 102)
20 g Rosinen
Kümmel
Koriander
20 g Mandelsplitter, süß
1 TL (3 g) Maiskeimöl
1 EL (10 g) geh. Zwiebel
Mühlenpfeffer
Meersalz

Zubereitung:
Im größeren Teil der
Gemüsebrühe den Dinkel
4 – 6 Stunden einweichen.
Im Rest von der Brühe die
Rosinen einweichen. Din-
kel in der Einweichbrühe
auf den Ofen stellen, Kümmel und Koriander dazuge-
ben, 20 Minuten bei klei-
ner Hitze garen, dann noch
30 Minuten mit den dazu-
gegebenen Rosinen quel-
len lassen. Mandelsplitter
in einer beschichteten
Pfanne ohne Fett leicht
Farbe nehmen lassen.
Dann Mandeln, Öl, Zwie-
bel und Salz unter den
Risotto rühren. Dazu:

Currysauce

Zutaten:
1 EL (10 g) geh. Zwiebel
1 TL (3 g) Sesamöl
30 g Apfel
50 g Mango
50 g Ananas
1 TL (2 g) Kokosraspel

Zubereitung:
Die Zwiebel im Sesamöl
bei kleiner Hitze anrösten.
Apfel, Mango, Ananas in
kleine Stücke schneiden
und zusammen mit den
Kokosraspel dazugeben
und ebenfalls kurz anbra-

1 EL (10 g) Weizenmehl
2000
Curry
1 TL (3 g) Tomatenmark
frisch ger. Ingwer
1 Tasse Gemüsebrühe
(Rezept siehe S. 102)
1 EL (10 g) Weißwein
1 EL (10 g) Sauerrahm
Mühlenpfeffer
Meersalz

ten. Mit Mehl und Curry bestäuben und vorsichtig umrühren. Vom Ofen nehmen. Tomatenmark und Ingwer einarbeiten. Mit der Brühe auffüllen, Topf wieder auf den Ofen stellen. Kurz aufkochen lassen, bis die Sauce abgebunden ist, Weißwein einrühren. Wieder vom Ofen nehmen und den Sauerrahm unterrühren. Mit Pfeffer und Salz abschmecken.

Karotten-Lauch-Gemüse

Zutaten:
80 g Karotten
80 g Lauch
1/2 Tasse Gemüsebrühe
(Rezept siehe S. 102)
1 EL (2 g) geh. Petersilie
1 TL (3 g) Maiskeimöl
gemahlener Fenchelsamen
Mühlenpfeffer
Meersalz

Zubereitung:
Karotte und Lauch in Streifen schneiden. Karotten in der Gemüsebrühe 6 Minuten dünsten, dann Lauch dazugeben und noch einmal 4 Minuten dünsten lassen. Zum Schluß Petersilie, Öl, Fenchelsamen, Pfeffer und Salz dazugeben.

Nachmittags

Vital-Plus-Power-Dessert (Rezept siehe S. 102)

Milchsaurer Cocktail von Kefir

Zutaten:
20 g Gartenkresse
1 Becher (150 g) Kefir
Mühlenpfeffer
1 TL (3 g) Traubenkernöl

Zubereitung:
Kresse waschen, eventuell
hacken. Dann mit dem
Kefir, dem Pfeffer und dem
Öl vermengen.

Petersilienkartoffeln

Zutaten:
150 g Kartoffeln
1 Msp. (2 g) Butter
1 EL (2 g) geh. Petersilie

Zubereitung:
Kartoffeln in der Schale
kochen, abpellen, in der
Butter schwenken und mit
der frisch gehackten Petersilie bestreuen.

Quarksauce

Zutaten:
3 EL (60 g) Speisequark
   mager
2 Tassen (240 g) Milch
   3,5%
Mühlenpfeffer
1 Zehe (2 g) Knoblauch
1 TL (3 g) Traubenkernöl
10 g Gartenkresse
1 EL (20 g) geh. Zwiebel
1 EL (2 g) geh. Schnittlauch

Zubereitung:
Quark mit Milch, Pfeffer,
Knoblauch (gehackt) und
Öl verrühren. Kresse klein-
schneiden und mit den
Zwiebelwürfeln und den
Schnittlauchröllchen in die
Quarkmasse einarbeiten.

Blattspinat gedünstet

Zutaten:
1 Zehe (2 g) Knoblauch
   zerdr.
1 EL (10 g) Zwiebel geh.
1 TL (3 g) Weizenkeimöl
150 g Spinat
Mühlenpfeffer
Muskatnuß
Meersalz

Als Nachtisch 1 Apfel.

Zubereitung:
In einem großen Topf den zerdrückten Knoblauch und die Zwiebel mit dem Öl bei kleiner Hitze andünsten. Gewaschene Spinatblätter in den Topf geben und unter ständigem Wenden so lange dünsten, bis der Spinat leicht zusammengefallen ist. Mit Pfeffer, Muskat und Salz würzen.

Nähr- und Vitalstoffe
2.Woche, 8.Tag

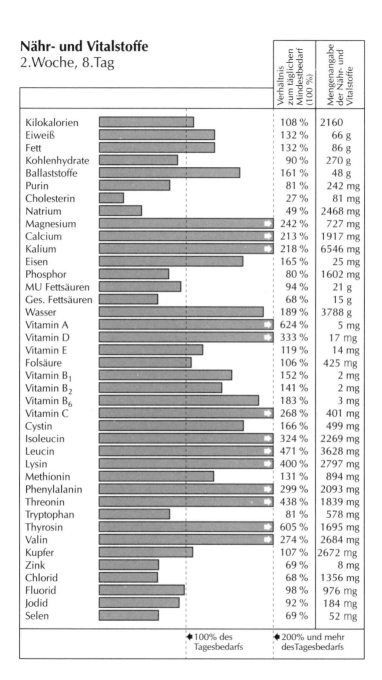

	Verhältnis zum täglichen Mindestbedarf (100 %)	Mengenangabe der Nähr- und Vitalstoffe
Kilokalorien	108 %	2160
Eiweiß	132 %	66 g
Fett	132 %	86 g
Kohlenhydrate	90 %	270 g
Ballaststoffe	161 %	48 g
Purin	81 %	242 mg
Cholesterin	27 %	81 mg
Natrium	49 %	2468 mg
Magnesium	242 %	727 mg
Calcium	213 %	1917 mg
Kalium	218 %	6546 mg
Eisen	165 %	25 mg
Phosphor	80 %	1602 mg
MU Fettsäuren	94 %	21 g
Ges. Fettsäuren	68 %	15 g
Wasser	189 %	3788 g
Vitamin A	624 %	5 mg
Vitamin D	333 %	17 mg
Vitamin E	119 %	14 mg
Folsäure	106 %	425 mg
Vitamin B$_1$	152 %	2 mg
Vitamin B$_2$	141 %	2 mg
Vitamin B$_6$	183 %	3 mg
Vitamin C	268 %	401 mg
Cystin	166 %	499 mg
Isoleucin	324 %	2269 mg
Leucin	471 %	3628 mg
Lysin	400 %	2797 mg
Methionin	131 %	894 mg
Phenylalanin	299 %	2093 mg
Threonin	438 %	1839 mg
Tryptophan	81 %	578 mg
Thyrosin	605 %	1695 mg
Valin	274 %	2684 mg
Kupfer	107 %	2672 mg
Zink	69 %	8 mg
Chlorid	68 %	1356 mg
Fluorid	98 %	976 mg
Jodid	92 %	184 mg
Selen	69 %	52 mg

◀ 100% des Tagesbedarfs   ◀ 200% und mehr desTagesbedarfs

153

Frühstück:	Reis mit marinierten Früchten
Erste Zwischenmahlzeit:	Feigen
Mittagessen:	Apfel-Frischkost mit Buchweizen
	Goldbarschfilet und Garnelen mit Safran-Risotto
	Ananas
Zweite Zwischenmahlzeit:	Vital-Plus-Power-Dessert
Abendessen:	Milchsaurer Cocktail mit Rettich
	Vollkornschnitten mit Tofu-Aufstrich
	Banane

Frühstück

Reis mit marinierten Früchten

Zutaten:
5 EL (50 g) Reis, unpoliert
60 g Banane
50 g Kiwi
50 g Orange
1 EL (10 g) Zitronensaft
1 EL (5 g) Kokosraspel
Ingwer
1 TL (5 g) Honig

Zubereitung:
Reis mit wenig Wasser 30 Minuten bei kleinster Hitze garen, dann noch 10 Minuten quellen lassen. Banane, Kiwi und Orange in Stücke schneiden, mit Zitronensaft marinieren. Den gegarten Reis und die Kokosraspel dazugeben. Mit frisch geriebenem Ingwer und Honig abschmecken.

Vormittags

2 getrocknete Feigen kleinschneiden und in etwas Wasser quellen lassen.

Mittagessen

Apfel-Frischkost mit Buchweizen

Zutaten:
2 EL (20 g) Buchweizen
30 g Karotten
30 g Gurke
30 g Kohlrabi
80 g Apfel
1 EL (10 g) Zitronensaft
3 EL (30 g) Joghurt 3,5%
1 TL (3 g) Traubenkernöl
abgeriebene Zitronen-
   schale
Mühlenpfeffer
Meersalz
geh. Minze
geh. Kerbel

Zubereitung:
Buchweizen gut abspülen und in etwas Gemüsebrühe 20 Minuten einweichen. Danach zum Antrocknen auf Küchenkrepp legen. Karotte, Gurke, Kohlrabi und Apfel in Streifen schneiden. Aus Zitronensaft, Joghurt, Öl, Zitronenschale, Pfeffer und Salz eine Sauce bereiten, an das Gemüse geben und die frisch gehackten Kräuter unterziehen. Zum Schluß die Buchweizenkörner in einer beschichteten Pfanne bei mäßiger Hitze leicht Farbe nehmen lassen und zum Salat mengen.

Goldbarschfilet und Garnelen mit Safran-Risotto

Zutaten:
1 Tasse (60 g) Reis, unpoliert
3 Tassen Gemüsebrühe
(Rezept siehe S. 102)
80 g Goldbarsch (Rot-
barsch)
1 TL (3 g) Zitronensaft
1 TL (3 g) Sojasauce
1 kleines Lorbeerblatt
1 kl. Prise Safran
50 g Karotte
50 g Petersilienwurzel
50 g Broccoli
40 g Lauchzwiebeln
50 g Garnelen
1 TL (3 g) Traubenkernöl
Mühlenpfeffer
Meersalz
1 Zehe (2 g) Knoblauch

Zubereitung:
Reis in der Gemüsebrühe
1–2 Stunden einweichen.
Goldbarschfilet mit Zitronensaft und Sojasauce
marinieren. Reis mit dem
Lorbeerblatt und dem
Safran 15 Minuten anga-
ren. Karotte und Petersi-
lienwurzel schneiden, einrühren und weitere 5 Minuten garen lassen. Broccoli-
röschen, Lauchzwiebeln in
Stücken und Goldbarsch in
groben Würfeln ebenfalls
unterheben und 5 Minuten
mitgaren. Zum Schluß die
Garnelen mit dem Öl ein-
rühren und nur noch heiß
werden lassen. Mit Pfeffer,
Salz und Knoblauch, even-
tuell auch noch etwas Zitronensaft abschmecken.

Ananas

Zutaten:
140 g Ananas

Zubereitung:
Ananashälfte halbieren, in
Achtel teilen, Strunk herausschneiden und Frucht-
fleisch von der Schale
lösen.

Nachmittags

Vital-Plus-Power-Dessert (Rezept siehe S. 102)

Abendessen

Milchsaurer Cocktail mit Rettich

Zutaten:
50 g Rettich
1 TL (5 g) Honig
1 TL (5 g) Zitronensaft
1 TL (3 g) Traubenkernöl
1 Becher (150 g) Butter-
   milch

Zubereitung:
Rettich ganz fein raspeln.
Honig, Zitronensaft und
Traubenkernöl darunter-
mengen. Dann alles mit
der Buttermilch verrühren.

Vollkornschnitten mit Tofu-Aufstrich

Zutaten:
40 g Tofu
60 g Avocado
1 EL (10 g) Joghurt 3,5%
1 TL (3 g) Traubenkernöl
Mühlenpfeffer
Meersalz
40 g Lauchzwiebeln
2 Scheiben (70 g) Weizen-
   vollkornbrot
120 g Gemüsepaprika
150 g Rettich

Als Nachtisch 1 Banane.

Zubereitung:
Tofu und das gewürfelte
Avocado-Fruchtfleisch in
eine Schüssel geben und
zusammen mit dem Jo-
ghurt, Traubenkernöl, Pfeffer und Salz zu einer Masse
vermischen. Lauchzwie-
beln fein schneiden und
über den Aufstrich geben.
Das Brot damit bestreichen.
Dazu Paprika und Rettich
in Stücken servieren.

Nähr- und Vitalstoffe
2.Woche, 9.Tag

	Verhältnis zum täglichen Mindestbedarf (100 %)	Mengenangabe der Nähr- und Vitalstoffe
Kilokalorien	103 %	2065
Eiweiß	145 %	73 g
Fett	91 %	59 g
Kohlenhydrate	100 %	300 g
Ballaststoffe	140 %	42 g
Purin	121 %	362 mg
Cholesterin	44 %	132 mg
Natrium	92 %	4586 mg
Magnesium	274 %	821 mg
Calcium	170 %	1528 mg
Kalium	194 %	5819 mg
Eisen	140 %	21 mg
Phosphor	81 %	1617 mg
MU Fettsäuren	74 %	16 g
Ges. Fettsäuren	43 %	9 g
Wasser	173 %	3456 g
Vitamin A	470 %	4 mg
Vitamin D	368 %	18 mg
Vitamin E	106 %	13 mg
Folsäure	90 %	360 mg
Vitamin B_1	169 %	2 mg
Vitamin B_2	111 %	2 mg
Vitamin B_6	219 %	4 mg
Vitamin C	314 %	472 mg
Cystin	264 %	791 mg
Isoleucin	476 %	3335 mg
Leucin	721 %	5553 mg
Lysin	663 %	4640 mg
Methionin	237 %	1613 mg
Phenylalanin	425 %	2978 mg
Threonin	685 %	2877 mg
Tryptophan	107 %	761 mg
Thyrosin	729 %	2043 mg
Valin	385 %	3772 mg
Kupfer	119 %	2977 mg
Zink	72 %	9 mg
Chlorid	94 %	1884 mg
Fluorid	134 %	1338 mg
Jodid	186 %	372 mg
Selen	218 %	163 mg

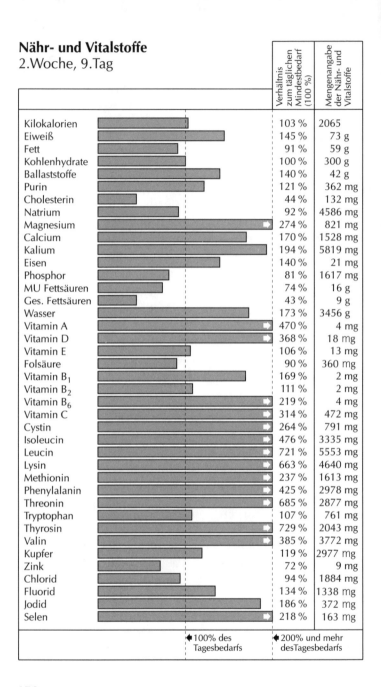

◀100% des Tagesbedarfs ◀200% und mehr desTagesbedarfs

Frühstück:	Reis mit marinierten Früchten
Erste Zwischenmahlzeit:	Feigen
Mittagessen:	Bleichsellerie-Frischkost
	Gefüllte Zwiebel auf Ratatouillegemüse
Zweite Zwischenmahlzeit:	Vital-Plus-Power-Dessert
Abendessen:	Buttermilch mit Rettich
	Weizenvollkornbrot mit Camembert
	Grapefruit

Frühstück

Reis mit marinierten Früchten

Zutaten:
5 EL (50 g) Reis, unpoliert
60 g Banane
50 g Kiwi
50 g Orange
1 EL (10 g) Zitronensaft
1 EL (5 g) Kokosraspel
Ingwer
1 TL (5 g) Honig

Zubereitung:
Reis mit wenig Wasser 30 Minuten bei kleinster Hitze garen, dann noch 10 Minuten quellen lassen. Banane, Kiwi und Orange in Stücke schneiden, mit Zitronensaft marinieren. Den gegarten Reis und die Kokosraspel dazugeben. Mit frisch geriebenem Ingwer und Honig abschmecken.

Vormittags

2 getrocknete Feigen kleinschneiden und in etwas Orangensaft (1 Orange) quellen lassen.

Mittagessen

Bleichsellerie-Frischkost mit Joghurt-Bananen-Dressing

Zutaten:
40 g Bleichsellerie
80 g Chicorée
60 g Apfel
1 EL (10 g) Zitronensaft

40 g Banane
3 EL (30 g) Joghurt 3,5%
1 EL (10 g) Zitronensaft
2 EL (20 g) Orangensaft
1 TL (3 g) Traubenkernöl
Ingwer
Curry

Zubereitung:
Bleichsellerie quer zur Faser in ganz feine Streifen, Chicorée und Apfel ebenfalls in Streifen schneiden. Alles miteinander vermischen und mit Zitronensaft marinieren. Dazu das Dressing:
Banane zerkleinern. Mit Joghurt, Zitronen- und Orangensaft sowie dem Öl, frisch geriebenem Ingwer und Curry zu einer Sauce mixen und über die Frischkost geben.

Gefüllte Zwiebel mit Grünkern

Zutaten:

1 große Zwiebel (140 g)
1 Tasse Gemüsebrühe
  (Rezept siehe S. 102)
30 g Bleichsellerie
1 TL (3 g) Maiskeimöl
3 EL (30 g) Grünkernmehl
  (Schrot)
gem. Koriander
1 g getr. Steinpilz gemahlen
Mühlenpfeffer
Meersalz
20 g Ziegenfrischkäse

Zubereitung:

Zwiebel schälen und halbieren und die inneren Ringe herauslösen (bis auf die 2 äußersten). Die beiden äußeren Hälften in wenig Gemüsebrühe bei kleiner Hitze 3 – 5 Minuten dünsten. Inzwischen das ausgelöste Innere und den Bleichsellerie in kleine Würfel schneiden und in einer beschichteten Pfanne im Öl andünsten. Den Grünkernschrot dazugeben und kurz mitgehen lassen. Nun mit Koriander, Steinpilzpulver, Pfeffer und Salz abschmecken, 1/2 Tasse Gemüsebrühe angießen, kräftig durchrühren, abbinden lassen und vom Ofen nehmen. Noch ein paar Minuten ausquellen lassen, dann den Ziegenkäse gleichmäßig einarbeiten. Die Masse in die Zwiebelhälften füllen. Die Hälften mit der restlichen Brühe angießen und in einem Topf abgedeckt 15 – 20 Minuten fertig garen.

Ratatouillegemüse

Zutaten:
1 Tomate (80 g)
1 Paprika (80 g)
80 g Zucchini
50 g Zwiebel
1 TL (3 g) Olivenöl
1 Zehe (2 g) Knoblauch
Thymian getrocknet
Basilikum getrocknet
1 EL (10 g) Weißwein
1 TL (5 g) Tomatenmark
1 TL (5 g) Weizenmehl
  2000
½ Tasse Gemüsebrühe
  (Rezept siehe S. 102)
Mühlenpfeffer
Safran
Meersalz

Zubereitung:
Tomate, Paprika, Zucchini und Zwiebel in Stücke schneiden, in einer beschichteten Pfanne mit dem Öl und der zerdrückten Knoblauchzehe bei mäßiger Hitze andünsten. Thymian und Basilikum dazugeben, kurz mitkochen, dann mit Weißwein löschen, Tomatenmark dazugeben und noch etwas köcheln lassen. Dann mit dem Mehl bestäuben, Gemüsebrühe angießen, gut durchrühren. Bißfest garen und mit Pfeffer, Safran und Salz abschmecken.

Nachmittags

Vital-Plus-Power-Dessert (Rezept siehe S. 102)

Buttermilch mit Rettich

Zutaten:
50 g Rettich
1 TL (5 g) Honig
1 TL (5 g) Zitronensaft
1 TL (3 g) Traubenkernöl
1 Becher (150 g) Butter-
   milch

Zubereitung:
Rettich ganz fein raspeln,
Honig, Zitronensaft und Öl
einarbeiten, dann alles mit
der Buttermilch verrühren.

Weizenvollkornbrot mit Camembert

Zutaten:
2 Scheiben (70 g) Weizen-
   vollkornbrot
10 g Butter
1 EL (10 g) Schnittlauch
50 g Camembert 30%
150 g Gurke
1 Tomate (80 g)

Zubereitung:
Brote mit Butter bestrei-
chen, mit Schnittlauch
bestreuen. Dazu den
Camembert, Gurke und
Tomate.

Grapefruit

Zutaten:
140 g Grapefruit

Zubereitung:
Grapefruit schälen, dann
halbieren, das weiße
Innere entfernen und die
Hälften quer in Scheiben
schneiden.

Nähr- und Vitalstoffe
2.Woche, 10.Tag

		Verhältnis zum täglichen Mindestbedarf (100 %)	Mengenangabe der Nähr- und Vitalstoffe
Kilokalorien		107 %	2132
Eiweiß		130 %	65 g
Fett		97 %	63 g
Kohlenhydrate		105 %	316 g
Ballaststoffe		159 %	48 g
Purin		37 %	111 mg
Cholesterin		36 %	109 mg
Natrium		66 %	3289 mg
Magnesium	➡	225 %	675 mg
Calcium		197 %	1771 mg
Kalium	➡	202 %	6075 mg
Eisen		149 %	22 mg
Phosphor		80 %	1590 mg
MU Fettsäuren		73 %	16 g
Ges. Fettsäuren		78 %	17 g
Wasser		198 %	3969 g
Vitamin A	➡	324 %	3 mg
Vitamin D	➡	335 %	17 mg
Vitamin E		107 %	13 mg
Folsäure		133 %	531 mg
Vitamin B$_1$		199 %	2 mg
Vitamin B$_2$		133 %	2 mg
Vitamin B$_6$	➡	205 %	3 mg
Vitamin C	➡	318 %	477 mg
Cystin	➡	217 %	652 mg
Isoleucin	➡	372 %	2605 mg
Leucin	➡	550 %	4234 mg
Lysin	➡	455 %	3186 mg
Methionin		159 %	1080 mg
Phenylalanin	➡	370 %	2591 mg
Threonin	➡	481 %	2021 mg
Tryptophan		102 %	724 mg
Thyrosin	➡	732 %	2048 mg
Valin	➡	330 %	3230 mg
Kupfer		137 %	3429 mg
Zink		109 %	13 mg
Chlorid		95 %	1904 mg
Fluorid		96 %	965 mg
Jodid		82 %	165 mg
Selen		98 %	73 mg

◀100% des Tagesbedarfs   ◀200% und mehr desTagesbedarfs

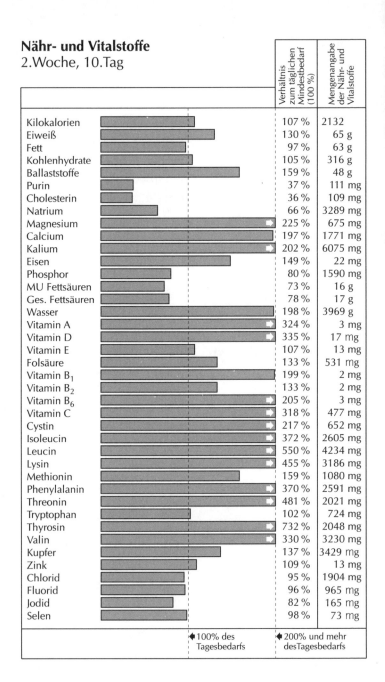

Frühstück:	Hafercocktail
Erste Zwischenmahlzeit:	Feigen
Mittagessen:	Karotten-Birne-Frischkost
	Rindersteak aus Rücken
	oder Hüfte
	Zwiebel-Apfel-Gemüse mit
	Linsen
Zweite Zwischenmahlzeit:	Vital-Plus-Power-Dessert
Abendessen:	Fenchel-Frischkost
	Bandnudeln (Vollkorn) mit
	Gorgonzolasauce
	Sojasprossen-Gemüse
	Ananas

Frühstück

Hafercocktail

Zutaten:

4 EL (40 g) Hafer ganzes
  Korn
1 Becher (150 g) Joghurt
  3,5%
50 g Orange
50 g Apfel
30 g Banane
1 TL (5 g) Honig
1 TL (2 g) Weizenkeime
1 EL (2 g) getr. Bierhefe
1 TL (3 g) Zitronensaft

Zubereitung:

Hafer über Nacht einwei-
chen oder frisch quetschen
und mit dem Joghurt in
eine Schüssel geben
(ersatzweise Hafervoll-
kornflocken). Orange,
Apfel, Banane in Würfel
schneiden und zusammen
mit Honig, Weizenkeimen,
Bierhefe und Zitronensaft
dazurühren.

Vormittags

2 getrocknete Feigen kleinschneiden und in etwas Fruchtsaft einweichen.

Mittagessen

Karotten-Birne-Frischkost

Zutaten:
50 g Karotte
50 g Birne
2 EL (20 g) Orangensaft
1 EL (10 g) Zitronensaft
Mühlenpfeffer
Meersalz
1 EL (10 g) Sesamsamen
   getr.
1 TL (3 g) Traubenkernöl
1 EL (2 g) geh. Kerbel

Zubereitung:
Karotte und Birne raspeln. Orangen- und Zitronensaft sowie Pfeffer und Salz dazugeben und etwas durchziehen lassen. In der Zwischenzeit den Sesam in einer beschichteten Pfanne ohne Fett bei kleiner Hitze leicht bräunen. Öl und Sesam unter die Frischkost geben und alles mit Kerbel bestreuen.

Rindersteak aus Hüfte oder Rücken

Zutaten:
1 Rindersteak (120 g)
Mühlenpfeffer
1 TL (3 g) Maiskeimöl
Meersalz

Zubereitung:
Das Steak leicht klopfen, mit Pfeffer würzen. Öl in einer Pfanne erhitzen und das Steak auf jeder Seite 4−8 Minuten nicht zu heiß braten. Salzen.

Zwiebel-Apfel-Gemüse mit Linsen

Zutaten:

4 EL (40 g) Linsen getr.
Kümmel gemahlen
1 Zwiebel (80 g)
1 Apfel (80 g)
1 TL (3 g) Maiskeimöl
1 EL (10 g) Weißwein
Mühlenpfeffer
Nelke
Meersalz
1 TL (5 g) Weizenmehl
  2000
1/2 Tasse Gemüsebrühe
  (Rezept siehe S. 102)
1 TL (5 g) Senf
1 TL (5 g) Obstessig

Zubereitung:

Linsen 3 Tage vorher (!) zum Keimen ansetzen. Oder: 4 Stunden einweichen, 10 Minuten mit Kümmel garen und dann ausquellen lassen. Zwiebel und Apfel halbieren und bei kleiner Hitze in einer beschichteten Pfanne mit dem Öl anbraten (Farbe nehmen lassen). Mit Weißwein ablöschen und bedeckt 5 Minuten dünsten lassen. Mit Pfeffer, Nelke und Meersalz würzen, mit Mehl bestäuben, gut durchrühren und die Gemüsebrühe angießen. Aufkochen lassen, bis die Sauce gebunden ist. Dann Senf, Obstessig und die Linsen einrühren und nochmals erhitzen.

Nachmittags

Vital-Plus-Power-Dessert (Rezept siehe S. 102)

Fenchel-Frischkost

Zutaten:
120 g Fenchel
1 TL (5 g) Zitronensaft
50 g Orange
Mühlenpfeffer
Koriander gem.
Meersalz
1 TL (3 g) Traubenkernöl

Zubereitung:
Fenchel in sehr feine Streifen schneiden oder hobeln, mit Zitronensaft marinieren. Orange in dünne Scheiben schneiden, dazugeben. Mit Pfeffer, Koriander und Meersalz abschmecken. Ein paar Minuten durchziehen lassen, dann das Öl dazugeben.

Bandnudeln mit Gorgonzolasauce

Zutaten:
70 g Vollkorn-Bandnudeln oder andere Vollkornteigwaren
1 TL (2 g) Traubenkernöl
Muskatnuß
Meersalz

1 Tasse Gemüsebrühe (Rezept siehe S. 102)
1 EL (10 g) Weizenmehl 2000
1 EL (10 g) Milch
1 TL (3 g) Traubenkernöl

Zubereitung:
Die Nudeln in reichlich Salzwasser 8–12 Minuten bißfest kochen, dann abschrecken. Öl, Muskat und Salz dazugeben. Dazu die folgende Sauce bereiten:
Gemüsebrühe erhitzen. Weizenmehl zusammen mit Milch, Öl, Zitronensaft zu einem glatten Brei verrühren. Gemüsebrühe vom Herd nehmen, den Mehl-

1 TL (3 g) Zitronensaft
10 g Gorgonzolakäse
Mühlenpfeffer
Muskatnuß
Meersalz

brei klumpenfrei einrühren
und zum Abbinden noch-
mals kurz auf den Herd
stellen. Zum Schluß Gor-
gonzola durch ein Sieb in
die Sauce drücken, mit
Pfeffer, Muskat, Salz würzen und nochmals durch-
rühren.

Sojasprossen-Gemüse

Zutaten:
60 g Karotte
$1/2$ Tasse Gemüsebrühe
   (Rezept siehe S. 102)
50 g Lauch
80 g Sojasprossen
1 TL (3 g) Traubenkernöl
1 Knoblauchzehe (2 g)
1 TL (1 g) geh. Petersilie
Senfpulver
Koriander gem.
Mühlenpfeffer
Meersalz

Zubereitung:
Karotte in feine Streifen
schneiden und in der
Gemüsebrühe 5 Minuten
dünsten lassen. Nun den
Lauch schneiden und mit
den Sprossen in die Brühe
geben, weitere 3 Minuten
dünsten lassen. Öl, den
zerdrückten Knoblauch
und Petersilie sowie Senfpulver, Koriander, Pfeffer
und Salz dazugeben.

Frische Ananas

Zutaten:
140 g Ananas

Zubereitung:
Siehe Seite 186

169

Nähr- und Vitalstoffe
2.Woche, 11.Tag

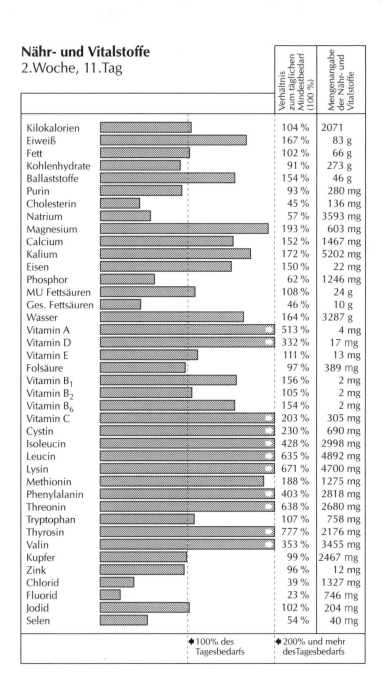

	Verhältnis zum täglichen Mindestbedarf (100 %)	Mengenangabe der Nähr- und Vitalstoffe
Kilokalorien	104 %	2071
Eiweiß	167 %	83 g
Fett	102 %	66 g
Kohlenhydrate	91 %	273 g
Ballaststoffe	154 %	46 g
Purin	93 %	280 mg
Cholesterin	45 %	136 mg
Natrium	57 %	3593 mg
Magnesium	193 %	603 mg
Calcium	152 %	1467 mg
Kalium	172 %	5202 mg
Eisen	150 %	22 mg
Phosphor	62 %	1246 mg
MU Fettsäuren	108 %	24 g
Ges. Fettsäuren	46 %	10 g
Wasser	164 %	3287 g
Vitamin A	513 %	4 mg
Vitamin D	332 %	17 mg
Vitamin E	111 %	13 mg
Folsäure	97 %	389 mg
Vitamin B$_1$	156 %	2 mg
Vitamin B$_2$	105 %	2 mg
Vitamin B$_6$	154 %	2 mg
Vitamin C	203 %	305 mg
Cystin	230 %	690 mg
Isoleucin	428 %	2998 mg
Leucin	635 %	4892 mg
Lysin	671 %	4700 mg
Methionin	188 %	1275 mg
Phenylalanin	403 %	2818 mg
Threonin	638 %	2680 mg
Tryptophan	107 %	758 mg
Thyrosin	777 %	2176 mg
Valin	353 %	3455 mg
Kupfer	99 %	2467 mg
Zink	96 %	12 mg
Chlorid	39 %	1327 mg
Fluorid	23 %	746 mg
Jodid	102 %	204 mg
Selen	54 %	40 mg

◀ 100% des Tagesbedarfs   ◀ 200% und mehr desTagesbedarfs

Frühstück: Pikanter Quark
Erste Zwischenmahlzeit: Feigen
Mittagessen: Kohlrabi-Apfel-Frischkost
                                    Brassenfilet in Mangold
                                    Mangold-Gemüse
                                    Reis
                                    Weintrauben
Zweite Zwischenmahlzeit: Vital-Plus-Power-Dessert
Abendessen: Kefir mit Apfel und Lauch-
                                    zwiebeln
                                    Frischkäseschnitten mit
                                    Tomate
                                    Orange

Frühstück

Pikanter Quark

Zutaten: *Zubereitung:*

120 g Magerquark   Quark mit der Milch ver-
2 EL (20 g) Milch   rühren. Rettich und Gurke
30 g Rettich   raspeln und zusammen mit
30 g Gurke   Zwiebel, Schnittlauch und
1 EL (10 g) geh. Zwiebel   Sprossen in den Quark rüh-
1 EL (2 g) Schnittlauchröll-   ren. Mit Pfeffer, Salz und
   chen   dem zerdrückten Knob-
10 g Sojasprossen   lauch abschmecken. Zum
Mühlenpfeffer   Schluß das Öl dazurühren.
Meersalz   Dazu das Brot und die
1 kl. Zehe (1 g) Knoblauch   Tomaten.

1 EL (8 g) Traubenkernöl
2 Scheiben (70 g) Weizen-
   vollkornbrot
2 Tomaten (160 g)

Vormittags

2 Feigen kleingehackt und mit etwas Orangensaft mariniert

Mittagessen

Kohlrabi-Apfel-Frischkost

Zutaten:
90 g Kohlrabi
50 g Apfel
1 EL (10 g) Joghurt 3,5%
1 TL (5 g) Obstessig
1 TL (5 g) Sesamöl
1 Msp. (2 g) Honig
frisch ger. Ingwer
Mühlenpfeffer
Meersalz

Zubereitung:
Kohlrabi schälen und mit
dem Apfel raspeln. Joghurt,
Obstessig und Sesamöl ver-
rühren. Mit Honig, Ingwer,
Pfeffer und Salz würzen
und die Sauce unter die
Frischkost heben.

Brassenfilet in Mangold

Zutaten:
50 g Mangold
140 g Brassenfilet

Zubereitung:
Mangold waschen und
eventuell entstielen. Bras-

1 TL (5 g) Zitronensaft
1 EL (10 g) Weißwein
1 TL (3 g) Sojasauce
50 g Petersilienwurzel
30 g Lauchzwiebeln
1 TL (3 g) Maiskeimöl
gem. Koriander
Mühlenpfeffer
Meersalz
1 TL (3 g) Traubenkernöl

senfilet mit Zitronensaft, Weißwein und Sojasauce marinieren. Petersilienwurzel in Scheibchen schneiden, Lauchzwiebeln kleinschneiden. Beides im Maiskeimöl andünsten. Mit Koriander, Pfeffer und Salz würzen, die gehackte Petersilie unterziehen. Nun die Mangoldblätter ausbreiten, mit der Hälfte der Wurzelpetersilie belegen, Fisch auflegen und restliche Wurzelpetersilie daraufgeben. Mit dem Traubenkernöl beträufeln. Zu einer Roulade zusammenschlagen und in einem beschichteten Topf im Ofen bei 120–140 Grad 15–20 Minuten garen.

Mangold-Gemüse

Zutaten:
150 g Mangold
1 TL (3 g) Maiskeimöl
½ Tasse Gemüsebrühe
    (Rezept siehe S. 102)
1 TL (5 g) Weizenmehl
    2000
3 EL (30 g) Milch

Zubereitung:
Mangold in Streifen schneiden. Im Öl anschwitzen, etwas Gemüsebrühe angießen, bei kleiner Hitze 8 Minuten dünsten. Dann mit Mehl bestäuben, gut durchrühren, Milch und

1 TL (3 g) Zitronensaft
1 Msp. (2 g) Senf
Mühlenpfeffer
Muskatnuß
Meersalz

Rest der Gemüsebrühe angießen, bis zum Abbinden des Mehls aufkochen lassen. Mit Zitronensaft, Senf, Pfeffer, Muskatnuß und Salz abschmecken.

Reis

Zutaten:
1 EL (10 g) geh. Zwiebel
5 EL (50 g) Reis unpoliert
1 TL (2 g) Olivenöl
1 Tasse Gemüsebrühe
  (Rezept siehe S. 102)
1 kl. Lorbeerblatt
Meersalz
Mühlenpfeffer

Zubereitung:
Zwiebel mit dem Reis im Öl anbraten, mit Gemüsebrühe auffüllen, Lorbeerblatt dazugeben. Am Siedepunkt 35 Minuten garen, dann noch 10 Minuten quellen lassen. Salzen und pfeffern.

Als Nachtisch 100 g Weintrauben, gut gewaschen.

Vital-Plus-Power-Dessert (Rezept siehe S. 102)

Abendessen

Kefir mit Apfel und Lauchzwiebeln

Zutaten:
80 g Apfel
30 g Lauchzwiebeln
1 TL (5 g) Honig
1 TL (3 g) Zitronensaft
1 TL (3 g) Traubenkernöl
Mühlenpfeffer
Meersalz
1 EL (2 g) Bierhefe getr.
1 Becher (150 g) Kefir

Zubereitung:
Apfel grob raspeln, Lauchzwiebeln in feine Streifen
schneiden. Beides zusam-
men mit Honig, Zitronen-
saft, Öl, Pfeffer, Salz und
Bierhefe in den Kefir einrühren.

Frischkäseschnitten mit Tomate

Zutaten:
2 Scheiben (70 g) Weizen-
   vollkornbrot
10 g Butter
20 g Rahmfrischkäse 50%
2 EL (4 g) Schnittlauchröllchen
Mühlenpfeffer
2 Tomaten (180 g)
Als Nachtisch eine Orange.

Zubereitung:
Die Brote mit Butter und
Frischkäse bestreichen, mit
Schnittlauch bestreuen und
mit Pfeffer würzen. Dazu
die geachtelten Tomaten.

Nähr- und Vitalstoffe
2.Woche, 12.Tag

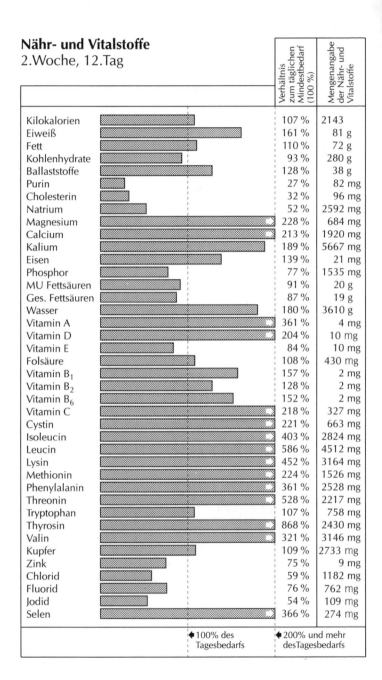

	Verhältnis zum täglichen Mindestbedarf (100 %)	Mengenangabe der Nähr- und Vitalstoffe
Kilokalorien	107 %	2143
Eiweiß	161 %	81 g
Fett	110 %	72 g
Kohlenhydrate	93 %	280 g
Ballaststoffe	128 %	38 g
Purin	27 %	82 mg
Cholesterin	32 %	96 mg
Natrium	52 %	2592 mg
Magnesium	228 %	684 mg
Calcium	213 %	1920 mg
Kalium	189 %	5667 mg
Eisen	139 %	21 mg
Phosphor	77 %	1535 mg
MU Fettsäuren	91 %	20 g
Ges. Fettsäuren	87 %	19 g
Wasser	180 %	3610 g
Vitamin A	361 %	4 mg
Vitamin D	204 %	10 mg
Vitamin E	84 %	10 mg
Folsäure	108 %	430 mg
Vitamin B$_1$	157 %	2 mg
Vitamin B$_2$	128 %	2 mg
Vitamin B$_6$	152 %	2 mg
Vitamin C	218 %	327 mg
Cystin	221 %	663 mg
Isoleucin	403 %	2824 mg
Leucin	586 %	4512 mg
Lysin	452 %	3164 mg
Methionin	224 %	1526 mg
Phenylalanin	361 %	2528 mg
Threonin	528 %	2217 mg
Tryptophan	107 %	758 mg
Thyrosin	868 %	2430 mg
Valin	321 %	3146 mg
Kupfer	109 %	2733 mg
Zink	75 %	9 mg
Chlorid	59 %	1182 mg
Fluorid	76 %	762 mg
Jodid	54 %	109 mg
Selen	366 %	274 mg

◄ 100% des Tagesbedarfs ◄ 200% und mehr desTagesbedarfs

Frühstück:	Tofu mit Gerste und Früchten
Erste Zwischenmahlzeit:	Feigen
Mittagessen:	Rote-Bete-Apfel-Frischkost
	Nudeleintopf
	Weintrauben
Zweite Zwischenmahlzeit:	Vital-Plus-Power-Dessert
Abendessen:	Sojasprossen-Salat
	Vollkornschnitten mit
	Tofu-Aufstrich
	Frische Mango

Frühstück

Tofu mit Gerste und Früchten

Zutaten:
4 EL (40 g) Gerste
80 g Ananas
40 g Kiwi
60 g Orange
1 Tasse (120 g) Orangensaft
1 TL (5 g) Zitronensaft
1 TL (4 g) Honig
10 g Mandeln süß
60 g Avocado
60 g Tofu

Zubereitung:
Gerste in Wasser bei kleiner Hitze 45 Minuten zugedeckt garen. Ananas, Kiwi, Orange in Würfel schneiden, Orangen- und Zitronensaft dazugießen. Nun die gegarte Gerste, den Honig und die gehackten Mandeln beimengen. Zum Schluß das gewürfelte Avocado-Fruchtfleisch und den Tofu dazugeben.

Vormittags

2 getrocknete Feigen kleingeschnitten und mit etwas
Fruchtsaft mariniert.

Mittagessen

Rote-Bete-Apfel-Frischkost

Zutaten:
120 g rote Bete roh
60 g Apfel
1 TL (3 g) Obstessig
Mühlenpfeffer, Nelke
Zimt, Meersalz
1 EL (10 g) Joghurt 3,5 %
1 TL (2 g) Sonnenblumenöl

Zubereitung:
Rote Bete und Apfel in eine
Schüssel raspeln. Obstes-
sig, Pfeffer, Nelkenpulver,
Zimt und Salz dazugeben.
Etwas ziehen lassen. Dann
Joghurt und Öl untermen-
gen.

Nudeleintopf

Zutaten:
20 g Knollensellerie
20 g Karotte
2 Tomaten (160 g)
100 g grüne Schnittbohnen
1 Zehe (2 g) Knoblauch
½ l Gemüsebrühe (Rezept
siehe S. 102)
30 g Vollkornnudeln
30 g Lauchzwiebeln
1 EL geh. Basilikumblätter

Zubereitung:
Sellerie und Karotten in
kleine Würfel schneiden.
Tomaten enthäuten, in
Stücke schneiden. Bohnen
in kürzere Stücke brechen.
Das Gemüse, die Hälfte
der Tomaten und den zer-
drückten Knoblauch in
wenig Gemüsebrühe bei
kleiner Hitze 10–15 Minu-

1 TL (3 g) Olivenöl
Paprikapulver
gem. Koriander
Mühlenpfeffer
Meersalz

ten dünsten. Dann die restliche Brühe dazugießen, zum Sieden bringen und die Nudeln dazugeben. Nochmals 10 Minuten garen. In der Zwischenzeit die Lauchzwiebeln kleinschneiden und mit dem Basilikum, den restlichen Tomaten und dem Öl in die Suppe geben. Mit den Gewürzen abschmecken, noch einmal 2 – 3 Minuten ziehen lassen.

Als Nachtisch 250 g Weintrauben, gut gewaschen.

Nachmittags

Vital-Plus-Power-Dessert (Rezept siehe S. 102)

Abendessen

Sojasprossen-Salat

Zutaten:
60 g Sojasprossen
40 g Gurke
40 g Karotte
30 g Lauch
3 EL (30 g) Sauerrahm
1 EL (10 g) Zitronensaft

Zubereitung:
Die Sojasprossen, falls nötig, kurz abspülen. Gurke, Karotte, Lauch in feinste Streifen schneiden. Alles untereinandermischen. Sauerrahm, Zitro-

1 TL (2 g) Schnittlauch-
  röllchen
1 TL (5 g) Obstessig
30 g Apfel
10 g frischer Meerrettich
1 TL (2 g) Honig
Mühlenpfeffer
Meersalz

nensaft, geschnittenen
Schnittlauch und Obstessig
in einer Schüssel verrüh-
ren. Apfel und Meerrettich
dazureiben. Mit Honig,
Pfeffer und Salz abschmekken. Sauce unter die
Frischkost heben.

Vollkornschnitten mit Tofu-Aufstrich

Zutaten:
40 g Tofu
60 g Avocado
1 EL (10 g) Joghurt 3,5%
Mühlenpfeffer
Meersalz
1 TL (3 g) Traubenkernöl
2 Scheiben (70 g) Weizen-
  vollkornbrot
40 g Lauchzwiebeln
120 g Gemüsepaprika
150 g Rettich

Zubereitung:
Tofu und Avocado in
kleine Würfel schneiden.
In einer Schüssel zusam-
men mit Joghurt, Pfeffer,
Salz, Öl zu einer
geschmeidigen Masse ver-
rühren. Die Brote damit
bestreichen, Lauchzwie-
beln kleinschneiden und
darübergeben. Paprika und
Rettich in mundgerechten
Stücken dazu servieren.

Frische Mango

Zutaten:
90 g Mango

Zubereitung:
Siehe Seite 121

180

Nähr- und Vitalstoffe
2.Woche, 13.Tag

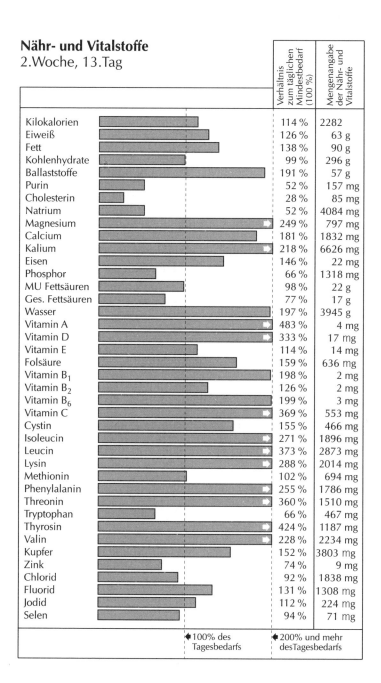

	Verhältnis zum täglichen Mindestbedarf (100 %)	Mengenangabe der Nähr- und Vitalstoffe
Kilokalorien	114 %	2282
Eiweiß	126 %	63 g
Fett	138 %	90 g
Kohlenhydrate	99 %	296 g
Ballaststoffe	191 %	57 g
Purin	52 %	157 mg
Cholesterin	28 %	85 mg
Natrium	52 %	4084 mg
Magnesium	249 %	797 mg
Calcium	181 %	1832 mg
Kalium	218 %	6626 mg
Eisen	146 %	22 mg
Phosphor	66 %	1318 mg
MU Fettsäuren	98 %	22 g
Ges. Fettsäuren	77 %	17 g
Wasser	197 %	3945 g
Vitamin A	483 %	4 mg
Vitamin D	333 %	17 mg
Vitamin E	114 %	14 mg
Folsäure	159 %	636 mg
Vitamin B$_1$	198 %	2 mg
Vitamin B$_2$	126 %	2 mg
Vitamin B$_6$	199 %	3 mg
Vitamin C	369 %	553 mg
Cystin	155 %	466 mg
Isoleucin	271 %	1896 mg
Leucin	373 %	2873 mg
Lysin	288 %	2014 mg
Methionin	102 %	694 mg
Phenylalanin	255 %	1786 mg
Threonin	360 %	1510 mg
Tryptophan	66 %	467 mg
Thyrosin	424 %	1187 mg
Valin	228 %	2234 mg
Kupfer	152 %	3803 mg
Zink	74 %	9 mg
Chlorid	92 %	1838 mg
Fluorid	131 %	1308 mg
Jodid	112 %	224 mg
Selen	94 %	71 mg

◀100% des Tagesbedarfs   ◀200% und mehr desTagesbedarfs

181

Frühstück:	Reis mit marinierten Früchten
Erste Zwischenmahlzeit:	Feigen
Mittagessen:	Rettich-Apfel-Frischkost
	Hähnchenbrust mit Champignons und Tomaten
	Petersilienkartoffeln
	Bananenjoghurt
Zweite Zwischenmahlzeit:	Vital-Plus-Power-Dessert
Abendessen:	Fenchel-Frischkost
	Geräucherter Heilbutt
	Frische Ananas

Frühstück

Reis mit marinierten Früchten

Zutaten:
5 EL (50 g) Reis unpoliert
60 g Banane
50 g Kiwi
50 g Orange
1 EL (10 g) Zitronensaft
1 EL (5 g) Kokosraspel
Ingwer
1 TL (5 g) Honig

Zubereitung:
Reis mit wenig Wasser 30 Minuten bei kleinster Hitze garen, dann noch 10 Minuten quellen lassen. Banane, Kiwi und Orange in Stücke schneiden, mit Zitronensaft marinieren. Den gegarten Reis und die Kokosraspel dazugeben. Mit frisch geriebenem Ingwer und Honig abschmekken.

Vormittags

2 kleingeschnittene Feigen in etwas Orangensaft einlegen.

Mittagessen

Rettich-Apfel-Frischkost

Zutaten:
20 g Lauch
40 g Rettich
40 g Gurke
50 g Apfel
2 EL (20 g) Joghurt 3,5%
1 EL (10 g) Zitronensaft
1 TL (5 g) Obstessig
1 TL (3 g) Traubenkernöl
1 Msp. (2 g) Honig
1 Zehe (2 g) Knoblauch
Salatkräuter geh.
Mühlenpfeffer
Meersalz

Zubereitung:
Lauchstange halbieren und quer zur Faser in feine Streifen schneiden. Rettich, Gurke und Apfel grob raspeln. Miteinander vermischen. Joghurt, Zitronensaft, Obstessig, Traubenkernöl, Honig, zerdrückten Knoblauch, gehackte Salatkräuter, Pfeffer und Salz nacheinander zu einer Sauce verrühren und die Frischkost damit marinieren.

Hähnchenbrust mit Champignons und Tomate

Zutaten:
1 Hähnchenbrust (120 g)
Mühlenpfeffer
Meersalz

Zubereitung:
Hähnchenbrust mit Pfeffer und Salz würzen. Zwiebel schälen und halbieren,

1 Zwiebel (80 g)
1 Tomate (80 g)
5 große Champignons
  (50 g)
1 TL (3 g) Maiskeimöl
Thymian
Basilikum
2 EL (20 g) Weißwein

Tomate häuten, beides in Spalten schneiden, ebenso die Champignons. In einer beschichteten Pfanne die Hähnchenbrust mit dem Öl bei kleiner Hitze von beiden Seiten anbraten, herausnehmen, beiseite stellen. Nun die Zwiebel und die Champignons in der Pfanne gut anbraten, Thymian und Basilikum dazugeben, kurz mitdünsten lassen. Mit Weißwein ablöschen. Tomate dazugeben, die Hähnchenbrust daraufsetzen und das Ganze in den Backofen stellen. Bei 150 Grad 10–15 Minuten garen. Dazu:

Petersilienkartoffeln

Zutaten:
150 g Kartoffeln
2 g Butter
1 EL (2 g) geh. Petersilie

Zubereitung:
Kartoffeln in der Schale kochen, abpellen, in der Butter schwenken und mit der frisch gehackten Petersilie bestreuen.

Bananenjoghurt

Zutaten:
60 g Banane
1 Becher (150 g) Joghurt
   3,5%
1 TL (5 g) Zitronensaft
1 TL (3 g) Traubenkernöl
geriebene Zitronenschale
gemahlene Vanille

Zubereitung:
Die Hälfte der Banane zerdrücken, die andere Hälfte
in kleine Würfelchen
schneiden. Joghurt mit
Zitronensaft, Öl, der zerdrückten Banane, Zitro-
nenschale und Vanille glattrühren, dann die Bana-
nenwürfel dazugeben.

Nachmittags

Vital-Plus-Power-Dessert (Rezept siehe S. 102)

Abendessen

Fenchel-Frischkost

Zutaten:
120 g Fenchel
1 TL (5 g) Zitronensaft
50 g Orange
Mühlenpfeffer
gem. Koriander
Meersalz
1 TL (3 g) Traubenkernöl

Zubereitung:
Fenchel in feine Streifen
schneiden. Mit Zitronen-
saft marinieren. Orange in
dünne Scheiben schneiden
und dazugeben. Mit Pfef-
fer, Koriander und Salz
abschmecken und etwas
durchziehen lassen. Dann
das Öl dazugeben.

Geräucherter Heilbutt mit Vollkornbrot

Zutaten:
2 Scheiben (70 g) Weizen-
  vollkornbrot
5 g Butter
60 g geräucherter Heilbutt
1 TL (2 g) Meerrettich
2 Tomaten (160 g)
1 EL (10 g) geh. Zwiebel
Mühlenpfeffer

Zubereitung:
Brote mit Butter bestrei-
chen und mit Heilbutt
belegen. Frisch geriebenen
Meerrettich über den Heilbutt geben. Tomaten in
Scheiben mit Zwiebelwür-
feln bestreuen. Mit Pfeffer
würzen.

Frische Ananas

Zutaten:
140 g Ananas

Zubereitung:
Ananas halbieren, eine
Hälfte nochmals halbieren,
die erhaltenen Viertel in
Achtel teilen, den Strunk
herausschneiden und das
Fruchtfleisch von der
Schale lösen.

Nähr- und Vitalstoffe
2.Woche, 14.Tag

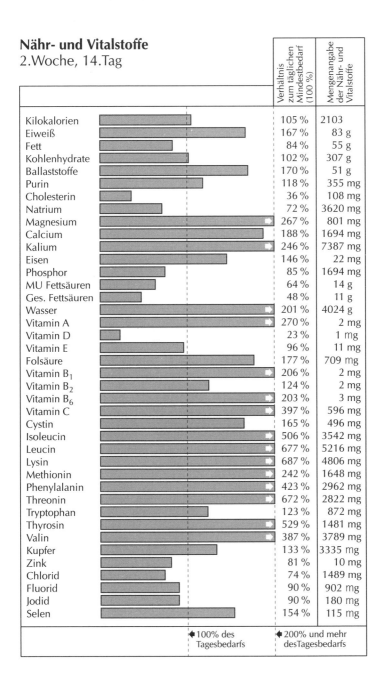

	Verhältnis zum täglichen Mindestbedarf (100 %)	Mengenangabe der Nähr- und Vitalstoffe
Kilokalorien	105 %	2103
Eiweiß	167 %	83 g
Fett	84 %	55 g
Kohlenhydrate	102 %	307 g
Ballaststoffe	170 %	51 g
Purin	118 %	355 mg
Cholesterin	36 %	108 mg
Natrium	72 %	3620 mg
Magnesium	267 %	801 mg
Calcium	188 %	1694 mg
Kalium	246 %	7387 mg
Eisen	146 %	22 mg
Phosphor	85 %	1694 mg
MU Fettsäuren	64 %	14 g
Ges. Fettsäuren	48 %	11 g
Wasser	201 %	4024 g
Vitamin A	270 %	2 mg
Vitamin D	23 %	1 mg
Vitamin E	96 %	11 mg
Folsäure	177 %	709 mg
Vitamin B$_1$	206 %	2 mg
Vitamin B$_2$	124 %	2 mg
Vitamin B$_6$	203 %	3 mg
Vitamin C	397 %	596 mg
Cystin	165 %	496 mg
Isoleucin	506 %	3542 mg
Leucin	677 %	5216 mg
Lysin	687 %	4806 mg
Methionin	242 %	1648 mg
Phenylalanin	423 %	2962 mg
Threonin	672 %	2822 mg
Tryptophan	123 %	872 mg
Thyrosin	529 %	1481 mg
Valin	387 %	3789 mg
Kupfer	133 %	3335 mg
Zink	81 %	10 mg
Chlorid	74 %	1489 mg
Fluorid	90 %	902 mg
Jodid	90 %	180 mg
Selen	154 %	115 mg

◀ 100% des Tagesbedarfs ◀ 200% und mehr des Tagesbedarfs

8
Nach der Diät:
Die Vital-Plus-Ernährung

Unser Wort Diät leitet sich vom griechischen diaita ab, das soviel wie »Lebensordnung, Lebensweise« bedeutet. Das Wort hatte einen allumfassenden Sinn, der sowohl das körperliche wie auch das seelische Befinden mit einbezieht. Dazu gehört auch die qualitative und quantitative Auswahl von Nahrungsmitteln, einerseits um Gesundheit zu bewahren, andererseits um Gesundheit im Falle von Krankheit wieder zu erlangen. Leider verengte die spätere Medizin den Begriff Diät nur auf »die von der üblichen Ernährung abweichende Kostform, bei der Zusammensetzung, Menge, auch Zubereitung der Nahrung zur Vermeidung oder Behandlung von Krankheiten (auch Übergewicht) den jeweiligen Erfordernissen angepaßt sind« (Brockhaus Enzyklopädie, 19. Auflage, Mannheim 1988). Während früher der Mangel an Nahrung im Vordergrund stand, sprechen wir heute eher vom Mangel trotz übervoller Teller. Wir haben davon schon im 1. Kapitel gesprochen. Weil es so wichtig ist, sei noch einmal zusammenfassend darauf hingewiesen. Mangel trotz übervoller Teller, das bedeutet vor allem: Zuviel Kalorien; zuviel Fett und Eiweiß mit einem Ungleichgewicht zwischen lebenswichtigen Aminosäuren und den eher nicht so wichtigen (Aminosäuren sind die Bausteine von Eiweiß); zuviel verfeinerte Nahrungsmittel wie Weißzucker und Weißmehl; zuviel Cholesterin und Purin; zuviel Kochsalz (und damit Natrium und Chlorid); zuviel Phosphor im Verhältnis zum Calcium; eher zuwenig Ballaststoffe; eher zuwenig Vitalstoffe (insbesondere zuwenig Jod und Fluor, zuwenig wasserlösliche B-Vitamine wie B_1, B_2, B_6, Folsäure, zuwenig fettlösliche Vitamine D, E und A, zuwenig Magnesium und Eisen). Die Nationale Verzehrsstudie 1985/89 hat es deutlich gemacht. Die Formulierung »Mangelernährung trotz Überernährung« ist keine Übertreibung ...

Das Wichtige an der 14-Tage-Diät ist einerseits die Anleitung zu einer gesünderen Kost, also zu einer Ernährung, die Gesundheit bewahrt und Gesundheit zurückbringt, andererseits die Rückbesinnung auf den ursprünglichen, allumfassenden Sinn der »Diaita«, verbunden mit der Aufforderung, ihn sich wieder zu eigen zu machen im Sinne von Hippokrates, der das alles ja schon vor mehr als 2000 Jahren erkannt hat und dessen Ratschläge sich unschwer in unsere moderne Welt umsetzen lassen:

Licht und Luft: Schaden Sie sich nicht zusätzlich durch selbstgeschaffene Umweltbelastungen, durch Rauchen z. B., zuviel Alkohol, unbedachtes und unnötiges Anwenden von Chemikalien.

Speise und Trank: Sorgen Sie für gesunde Kost und ausreichende Trinkmengen. Die Vital-Plus-Diät ist ein empfohlener Weg.

Arbeit und Ruhe: Schaffen Sie ein harmonisches Verhältnis zwischen beiden.

Schlaf und Wachen: Tragen Sie diesem Bedürfnis ausreichend Rechnung, auch wenn es altersabhängig und individuell unterschiedlich ist.

Ausscheidung und Absonderung: Das notwendige Maß ist meist schon gewährleistet, wenn Sie die ersten Punkte beachten (ausreichende Trinkmengen, Ballaststoffe etc.).

Anregungen des Gemüts: Suchen Sie nach Dingen, die Sie interessieren, seien Sie offen der Welt gegenüber, doch suchen Sie auch genügend Ausgleich in der Entspannung. Von unseren Patienten bekommen wir immer wieder bestätigt, daß es ihnen auch nach der Behandlung Freude macht, gesünder als zuvor zu essen. Neuere wissenschaftliche Erkenntnisse machen zudem Mut, die im Anfang nicht immer ganz leichte Umstellung zu wagen. Die amerikanische Psychologin Elisabeth D. Capaldi fand durch mehrere Studien heraus: »Wenn Sie Ihre Eßgewohnheiten ändern wollen, müssen Sie die jeweilige Speise möglichst häufig essen« (»Psychologie heute«, Heft 12/93). Die Studien beweisen, daß der Genuß mit der Zeit immer mehr zunimmt. Das gleiche möchten wir Ihnen wünschen.

Ihr Ziel sollte es also jetzt sein, die Prinzipien dieser Ernährung neuen Stils mehr und mehr in Ihre tägliche Kost einzubauen. Dabei geht es primär darum, daß Sie künftig einer optimalen Versorgung mit allen Nähr- und Vitalstoffen die gebührende Beachtung schenken und dennoch unvermeidliche Defizite durch Substitution ausgleichen.

Man könnte auch sagen: Ernähren Sie sich künftig so, daß es ein Genuß ohne Reue ist. Die Reue tritt ja meist erst viel später ein. Dann nämlich, wenn man nach jahrelanger Mißachtung einer gesunden Ernährung Folgeschäden spürt. Denn eine gesunde Ernährung ist eine ganz wichtige Maßnahme, um so lange wie möglich so gesund wie möglich zu bleiben. Sie ist natürlich nicht die einzige. Deshalb möchten wir nicht versäumen, Sie im folgenden und letzten Kapitel kurz mit den medizinischen Maßnahmen und Methoden vertraut zu machen, die seit mehr als zwanzig Jahren am Schwarzwald Sanatorium Obertal mit dem einen Ziel praktiziert werden: Gesundheit so lange wie möglich zu erhalten und Krankheiten so gründlich wie möglich auszukurieren.

9
Alles Gute
für die Gesundheit

Das Schwarzwald Sanatorium Obertal ist eine Klinik für Innere Medizin und Naturheilverfahren. Das heißt: Die Patienten werden sowohl nach den Grundsätzen der medizinischen Lehre wie auch nach den neuesten Erkenntnisse der Naturheilkunde betreut. Beide Therapieformen stellen keine Gegensätze dar, sondern ergänzen sich zu einer sinnvollen Einheit. Und das bedeutet, daß im Vordergrund aller ärztlichen Bemühungen eine ganzheitliche Behandlung steht.

Ganzheitsmedizin bedeutet für uns, daß Krankheit nicht nur eine lokale Erscheinung ist, sondern daß ihr immer ein geschädigter Organismus zugrunde liegt. Anders gesagt: Der Krankheit geht meist eine lange und meist auch langsame Schwächung des Gesamtorganismus voraus, als deren Ergebnis sie dann gleichsam als Symptom auftritt. Dieser Schwächung gegenzusteuern, sehen wir als die Hauptaufgabe unserer medizinischen Bemühungen an. Das geschieht natürlich am besten präventiv. Oft ist die Heilung – vor allem von den vielen chronischen Leiden – erheblich leichter oder überhaupt nur zu erzielen, wenn zunächst der Organismus dazu in die Lage versetzt wird, wenn also die Selbstheilungskräfte des Körpers aktiviert werden.

Daß die Vital-Plus-Therapie (oral und per Injektion und Infusion) und eine gesunde Ernährung (zumeist verbunden mit zusätzlicher Vitalstoff-Substitution) sehr vielfältige Wirkungen haben, wurde ausführlich dargestellt. Sie kommen bei uns als zusätzliche Therapie allen Patienten zugute. Je nach Indikation werden die Patienten am Schwarzwald Sanatorium Obertal mit den folgenden Therapien behandelt (wobei die Untersuchungs- und Behandlungsmethoden der Inneren Medizin hier nicht besonders erwähnt werden):

Serum-Therapie
Bei dieser Injektions-Therapie geht es darum, Einfluß auf funktionsgestörte und geschwächte Organe, Drüsen und Gewebe zu nehmen. Zu diesem Zweck werden antikörperhaltige Immunseren injiziert. Neben Kombinationspräparaten, die dem allgemeinen Aufbau dienen, werden je nach Indikation Einzelseren eingesetzt, mit denen jedes Organ gezielt therapiert werden kann. Die Seren verleihen erschöpften und überlasteten sowie chronisch kranken und toxisch geschädigten Organen neue Leistungsfähigkeit.
Die Serum-Therapie dauert in der Regel zwei oder drei Wochen und besteht aus sechs bis neun Behandlungen.

Thymosand-Therapie
Ziel dieser Injektions-Therapie ist die Wiederherstellung des Immungleichgewichts. Die Kraft des körpereigenen Immunsystems nimmt bekanntlich mit fortschreitendem Alter immer mehr ab, kann aber auch schon in jüngeren Jahren bedrohlich geschwächt sein. Dadurch wird der Organismus immer anfälliger für Krankheiten. Durch die von außen mit Thymosand zugeführten Thymus-Peptide kann die Immunbalance im Körper wieder hergestellt

bzw. aufrechterhalten werden. Denn die Thymus-Peptide greifen in das komplexe Netzwerk des Immungeschehens ein und regen so die körpereigene Produktion von Signalstoffen des Immunsystems sowie die Ausbildung neuer Immunzellen an.

Der durchschnittliche Behandlungszeitraum beträgt zwei bis drei Wochen. Für die klinische Anwendung wird Thymosand von unserem Pharmaunternehmen hergestellt und gewährleistet auf Grund einer speziellen, weltweit patentierten Validierungsmethode sowohl die Reinheit dieses hochwirksamen Arzneimittels wie auch seine Qualität, Wirkung, Sicherheit und Unbedenklichkeit.

Immun-Therapie

Langjährige klinische Erfahrung hat gezeigt, daß die kombinierte Anwendung von Thymosand- und Serum-Therapie in vielen Fällen zu einem besonders guten Behandlungsresultat führen kann. Denn zum einen wird das Immunsystem reguliert, zum anderen werden die Organfunktionen normalisiert. Auf diese Weise wird der Organismus zur gleichen Zeit über zwei verschiedene Therapieformen günstig beeinflußt. An Hand von Tausenden Patienten-Beispielen dürfen wir sagen, daß diese Immun-Therapie einesteils eine hochwirksame Prävention darstellt, andernteils die Behandlung vieler bisher therapieresistenter Krankheiten wesentlich fördert.

Arthrose-Therapie

Die degenerative Verschleißerkrankung der Gelenke (Arthrose) ist ein weitverbreitetes und besonders hartnäckiges chronisches Leiden. Hier hat sich die im Schwarzwald Sanatorium Obertal entwickelte Drei-Komponenten-Therapie besonders bewährt. Sie umfaßt die Immuntherapie (Serum- und Thymosand-Therapie) und eine Injektions-

Behandlung mit Dularell und Procain oder Lidocain. Dularell enthält knochen- und knorpelaktivierende sowie entzündungshemmende Substanzen wie Dulcamara, Lachesis, Mistel, Rhus toxicodendron, Sanguinaria. Bei noch nicht weit fortgeschrittenen Arthrosen kann so oftmals eine Besserung oder Beschwerdefreiheit erreicht werden. In Fällen einer seit Jahren bestehenden Arthrose ist es möglich, Schmerzzustände zu lindern, die Beweglichkeit zu verbessern und damit die entzündlichen Erscheinungen abklingen zu lassen. Außerdem führen wir eine krankengymnastische Therapie und, wenn nötig, weitere physikalische Maßnahmen durch.

Gefäß-Therapie
Millionen von Menschen leiden heute an Durchblutungsstörungen des Gehirns, des Herzens, der Arme und der Beine. Die klassischen Risikofaktoren dafür sind vor allem Stoffwechselstörungen, Bluthochdruck, Zuckerkrankheit und Zigarettenkonsum. Die Ursachen der mangelnden Durchblutung reichen vom Ausfall gefäßbedingter Regulationsmechanismen über schlagadernverkalkende Prozesse bis hin zu verschlußähnlichen Ereignissen und stoffwechselartigen Störungen. Entsprechend der individuellen Befindensstörung und Krankheitssymptomatik kommen als Therapie durchblutungsfördernde, sauerstoffanreichernde, blutverdünnende, gefäßerweiternde und hirnstoffwechselaktivierende Behandlungen zur Anwendung. Indikation, klinische Untersuchung und Differentialdiagnostik entscheiden über die sinnvolle Kombination mehrerer Behandlungsverfahren. Die Gefäß-Therapien im einzelnen:
Hämodilution: Dem Patienten werden 100 bis 250 ml Blut entnommen und per Infusion durch eine Stärkelösung ersetzt. Diese Blutverdünnung wird in Abständen wieder-

holt, bis der Hämatokrit-Wert im Normalbereich liegt. Dieser Wert gibt Auskunft über die Fließfähigkeit des Blutes. Nur normale Werte gewährleisten, daß die Blut- und damit die Sauerstoffversorgung bis an alle Endbezirke der Mikrostrombahnen stattfindet.

Intraarterielle Injektionen: Damit werden gefäßwirksame und gefäßerweiternde Substanzen in die Blutbahn gebracht. Diese Injektionen werden immer mit einem intensiven Gehtraining verbunden.

Subcutane Injektionen: Es werden durchblutungsfördernde Substanzen (Schlangengift, Mistel und ein homöopathisches Präparat) unter die Haut gespritzt. Sie helfen zusätzlich, um die Durchblutung im kapillaren Bereich zu steigern.

Infusions-Therapie gegen Hirnleistungsstörungen und Mangeldurchblutung: Dabei geht es um die Normalisierung der gestörten Funktionseinheit von Blut, Gefäß und Gewebe. Ganz allgemein zielt diese Infusions-Therapie zerebraler wie peripherer Durchblutungs- und Zellstoffwechsel-Störungen auf die Protektion funktionstüchtiger Zellen, auf die Sanierung reversibel geschädigter Zellen und damit auf die Wiederherstellung der physischen und psychischen Leistungsbreite. Die Wirkung zeigt sich in der Reduktion der Hirnleistungsstörungen, in der Erhöhung der Qualität der zerebralen Leistungsfähigkeit, in der Verringerung von Hör- und Gleichgewichtsstörungen, in der Verbesserung arterieller Mangeldurchblutung bei erhaltener Durchblutungsreserve, in der Neubildung funktionstüchtiger Umgehungskreisläufe (Kollateralgefäße) und in der Verlängerung der schmerzfreien Gehstrecke.

Ozon-Therapie: Ziel dieser Therapie (genau: Ozon-Eigenblut-Infusions-Therapie) ist die Reaktivierung der Sauerstoffversorgung durch die Verbesserung der Mikrozirkulation (Ozon ist hochaktiver Sauerstoff). Die biologische

Sauerstoffverwertung wird dadurch verbessert. Indikationen für diese Therapie sind neben peripheren und zentralen Durchblutungsstörungen sowie anderen Sauerstoff-Mangelzuständen auch chronische Entzündungen, bakteriell und virusbedingte Erkrankungen sowie Stoffwechselstörungen (Blutfette, Leber u. a.).

Chelat-Therapie: Durch diese Infusionsbehandlung werden gefäßverengende Ablagerungen abgebaut. Eine frühzeitige Anwendung ist eine gute Vorbeugung gegen Arterienverkalkung. So kann Krankheitserscheinungen wie Angina pectoris, Herzinfarkt, Schlaganfall und Verschlüssen der Beinarterien vorgebeugt werden. Ein weiteres wichtiges Ergebnis der Chelat-Therapie ist die Ausschwemmung giftiger Schwermetalle wie Cadmium, Blei und Quecksilber, die durch die hohe Umweltbelastung zwangsläufig vorhanden sind.

Sauerstoff-Intensiv-Therapie: Je älter der Mensch wird und je größer die Streßreaktionen durch seelische und körperliche Überbelastung, Bewegungsmangel, Infektionen, Operationen sind, desto mehr verliert der Körper die Fähigkeit, seine Zellen durch das Blut ausreichend mit Sauerstoff zu versorgen. Diesen Mangelzustand kann der ältere Mensch dann nicht mehr von selbst ausgleichen. Die Folgen können sich in Organschädigungen bis hin zum Herzinfarkt und Schlaganfall, schweren Kreislauf- und Durchblutungsstörungen, Verschlechterung des allgemeinen Gesundheitszustandes und erhöhter Anfälligkeit für Erkrankungen manifestieren. Ziel der Sauerstoff-Intensiv-Therapie ist es, die körpereigene Sauerstoffnutzung zu erhöhen, wobei es darauf ankommt, daß Sauerstoff sowohl besser ins Blut wie auch in die Organe und Zellen einwandern kann. Dadurch steht den Zellen langfristig wieder mehr Energie zur Verfügung. Die Therapie wird in mehreren Schritten angewendet: Einnahme eines

Multi-Vitamin-Mineralstoff-Compositums, das die Sauerstoffverwertung verbessert; Einatmen eines Luft-Sauerstoff-Gemisches in Ruhe oder unter Belastung; Bewegungstraining zur vermehrten Sauerstoffaufnahme. Die Therapie hat sich bei Herz- und Kreislaufkrankheiten, Durchblutungsstörungen des Gehirns und der Gliedmaßen sowie bei Erkrankungen der Atemwege bewährt und führt auch zu einer Steigerung der körperlichen und geistigen Leistungsfähigkeit.

Aktiv-Therapie

Diese Therapie ist speziell für Leute konzipiert worden, die als Gesunde an die Zukunft denken und ihre Vitalität und Leistungskraft erhalten und möglicherweise noch steigern wollen. Das Programm für eine »Aktivwoche« (9–12 Tage) in Obertal setzt sich zusammen aus: Kombinierten Infusionen und Injektionen nach ärztlicher Verordnung, eventueller Gewichtsreduktion, autogenem Training, Sauerstoff-Intensiv-Therapie, Symbioselenkung, Entgiftung, biologischer Naturkosmetik, Sauna, Gymnastik, Sport, Wandern, täglicher Arztkonsultation, Ernährungsberatung, umfangreicher Abschlußuntersuchung, ärztlichen Vorträgen, Motivationsgesprächen und Tips für ein Aktivtraining zu Hause.

Heilfasten-Therapie

Immer noch wird Heilfasten von manchen Leuten als eine Maßnahme gegen Übergewicht mißverstanden. Die Gewichtsreduktion ist aber »nur« ein angenehmer Nebeneffekt. Das eigentliche Ziel des Heilfastens ist eine gründliche Reinigung und Entgiftung nicht nur des Darms, sondern des gesamten Organismus, die durch ärztlich kontrollierte Nahrungskarenz auf ebenso natürliche wie schonende Weise erfolgen. Einen zusätzlichen Stellenwert erhält Heilfasten überdies durch die damit verbundene Befreiung von Schad- und Giftstoffen aus der Umwelt. Das therapeutische »Fasten nach Geesing« wird durch viele begleitende Behandlungen ergänzt. Im Mittelpunkt steht dabei die Serum-Therapie, wobei immer wieder zu beobachten ist, daß Organe durch das Heilfasten besonders gut auf die Seren ansprechen. Dazu kommen therapeutische Anwendungen wie Packungen und Wickel (vor allem Leberwickel), Boden- und Wassergymnastik, Bewegungstherapie, Atemübungen, Fastengespräche, ärztliche Vorträge, elektrotherapeutische Anwendungen zur Fettpolsterreduktion, autogenes Training in der Gruppe, Sauna u. a. Eine Besonderheit stellt das »Fastenwandern« dar, geleitete Wanderungen mit ärztlicher Zustimmung, die u. a. der Aktivierung des Kreislaufs und der Erhöhung der Sauerstoffaufnahme dienen. Eine Heilfasten-Therapie dauert im allgemeinen zwei bis drei Wochen. Die Patienten werden dabei notwendigen labormedizinischen und ärztlichen Verlaufskontrollen unterzogen.

Physikalische Therapie
Selbstverständlich werden auch alle physikalischen Therapien in die Behandlung mit einbezogen, soweit der Arzt sie für indiziert hält. Alle Anwendungen finden unter Anleitung und Aufsicht von geprüften Physiotherapeuten statt. Im einzelnen handelt es sich um die verschiedensten Massagen, medizinische Bäder, Packungen, Bestrahlungen etc. Das Gleiche gilt für verschiedene Formen der Bewegungstherapie und der Krankengymnastik.

Autogenes Training
Für die Ganzheitsmedizin sind Leib und Seele eine Einheit, die sich auch in der Therapie nicht trennen läßt. Denn die Einflüsse der Psyche – positive ebenso wie

negative – auf den Körper dürfen auf keinen Fall unterschätzt werden. In diesem Sinne leistet das autogene Training einen erheblichen Beitrag in der Therapie. Es handelt sich dabei um eine Methode der Psychotherapie, die als konzentrative Selbstentspannung definiert wird. Mit ihr kann der Patient selber Einfluß auf das vegetative Nervensystem nehmen, das alle Lebensvorgänge steuert. Vor allem der Leistungsdruck unserer Zeit und der Streß bringen dieses System in »Unordnung«. Autogenes Training dient der Beruhigung dieses Systems und sorgt dafür, daß es wieder normal funktioniert. Die Übungen des autogenen Trainings können dem Patienten helfen, einen wohltuenden Ruhezustand zu erreichen. Durch die Konzentration auf grundlegende Funktionen gelingt es ihm dann, selbst einen positiven Einfluß auf das gesamte Verhalten seines Organismus zu nehmen. Innerhalb von drei Wochen können die Patienten in Obertal autogenes Training erlernen. Es eignet sich zum Beispiel hervorragend, um mit Angst- und Spannungszuständen oder innerer Unruhe, aber auch nervösen Beschwerden (Herz, Magen, Kopf etc.) leichter fertig zu werden. Nicht zuletzt ist autogenes Training auch ein ganz natürlicher Weg zu einem gesunden Schlaf.

Neural-Therapie
Dem Patienten wird an bestimmten Punkten ein Lokalanästhetikum injiziert. Es kommt aber nicht auf die betäubende Wirkung dieses ohnehin nur sehr milden Mittels an, sondern auf die Heilreize, die die Injektionen über das Nervensystem auf bestimmte Organe ausüben. Oft sind sogenannte Störfelder wie Narben Mitursachen von chronischen Krankheiten und Schmerzzuständen. Sie lassen sich durch neural-therapeutische Injektionen erfolgreich ausschalten.

Chiro-Therapie

Wirbelgelenks-Blockierungen stellen in der Regel die Ursache zahlreicher Symptome und Krankheitsbilder dar. Mit Hilfe von diagnostischen Handgrifftechniken werden Störungen der Bewegungsfunktion festgestellt. Mit Hilfe der Chiro-Therapie oder manuellen Therapie können funktionelle Störungen an den Gelenken der Extremitäten und an der Wirbelsäule behandelt werden. Eine milde Form dieser Therapie stellt die Automobilisation (Wiederherstellung der Beweglichkeit unter Mithilfe des Arztes) dar.

Inhalations-Therapie

Kranke Atemwege sind eine der häufigsten Krankheitsursachen. Die aus verschiedenen Gründen irritierten Atemwegs-Schleimhäute können mit der Inhalations-Therapie gezielt behandelt werden. Als Formen der Anwendung stehen die Feucht-Inhalation, Aerosol-Inhalation, Misch-Inhalation sowie die Nasen-Rachen-Dusche zur Verfügung.

Homöopathie

Der Homöopathie geht es vor allem darum, die Selbstheilungskräfte des Organismus zu mobilisieren. Dafür genügen, wie eine lange Erfahrung lehrt, in der Tat die winzigen »homöopathischen« Dosen. Homöopathische Präparate können also, wann immer es angezeigt ist, in der Ganzheitsmedizin erfolgversprechend eingesetzt werden.

Enzym-Therapie

Auch die Enzym-Therapie wird, ähnlich wie die Neural- und Chiro-Therapie, am Schwarzwald Sanatorium Obertal als eine zusätzliche Therapie genutzt. Enzyme, die wir auch mit ungegarter Nahrung (Rohkost) zu uns nehmen, sind komplex strukturierte Eiweißkörper, die im Körper als »Bio-Katalysatoren« fungieren. Sie ermöglichen oder beschleunigen alle Stoffwechselprozesse. Ohne Enzyme wäre der Körper nicht fähig, Eiweiß, Fette und Kohlenhydrate in brauchbare Substanzen umzuwandeln. Ohne Enzyme könnte auch das Blut nicht gerinnen, könnten Wunden nicht heilen, Schadstoffe und Rückstände nicht beseitigt werden. Wenn der Körper nicht mehr genügend Enzyme herstellt, müssen sie in Form von Präparaten ersetzt werden. Solche Präparate werden zum Beispiel therapeutisch zur Unterstützung der Bauchspeicheldrüse eingesetzt. Die Enzym-Therapie empfiehlt sich außerdem vorbeugend zur Verhinderung von Arteriosklerose und Tumoren, zur Normalisierung des Fettstoffspiegels, zur Regulierung anderer Stoffwechselprozesse, bei Virusinfektionen, bei allen entzündlichen Prozessen und in der Krebsnachbehandlung.

Kaltluft-Therapie

Diese Therapie kommt bei Erkrankungen des rheumatischen Formenkreises und nach Verletzungen im Bereich des Stütz- und Bewegungsapparats zur Anwendung. Damit kann eine Verringerung der Entzündungsaktivität, Schmerzlinderung sowie die raschere Wiederherstellung der Bewegungsfähigkeit bewirkt werden.

Literaturhinweis

Anemueller, Helmut: »Iß dich gesund«, München o. J.

Bertelsmann-Stiftung: »Mineralstoffe und Spurenelemente«, Gütersloh 1992

Braun, Hans: »Heilpflanzen-Lexikon für Ärzte und Apotheker«, Stuttgart 1978

Deutsche Gesellschaft für Ernährung: »Ernährungsbericht« 1992

Dosch, Peter: »Lehrbuch der Neuraltherapie nach Huneke«, Heidelberg 1980

Elmadfa, Ibrahim / Leitzmann, Claus: »Ernährung des Menschen«, Stuttgart 1988

Geesing, Hermann: »Immun-Training«, München 1988

Geesing, Hermann: »Die Immun-Trainings-Diät«, München 1992

Geesing, Hermann: »Heilfasten«, München 1987

Geesing, Hermann: »Enzyme«, München 1990

Geesing, Hermann: »Allergie-Stop«, München 1989

Geesing, Hermann: »Gegen Viren wehren«, München 1991

Geesing, Hermann: »Bio-Balance«, München 1993

Halden, Wilhelm: »Gesunde Ernährung«, Graz 1952

Hanssen, Maurice: »E = eßbar?«, München 1988

Holtmeier, H.-J. und W.: »Ernährung des alternden Menschen«

Koerber, Männle, Leitzmann: »Vollwerternährung«, Heidelberg 1986

Pahlow, Mannfried: »Das Große Buch der Heilpflanzen«, München 1979

Pauling, Linus: »How to Live Longer and Feel Better«, New York 1986

Pflugbeil, Karl J.: »Bio-Topping«, München 1991

Pflugbeil, Karl J./ Niestroj, Irmgard: »Vital Plus«, München 1990

Pflugbeil, Karl J./ Niestroj, Irmgard: »Aufrecht durchs Leben«, München 1992

Pflugbeil, Karl J./ Niestroj, Irmgard: »Gesundheit aus dem Bauch«, München 1993

Pflugbeil, Karl J./ Niestroj, Irmgard: »Schutzorgan Haut«, München 1993

Reimann, Jürgen / Krätsch, Ulrich: »Vitamine«, Stuttgart 1985

Schneider, Ernst: »Nutze die Heilkraft unserer Nahrung«, Hamburg o. J.

Sillner, Leo: »Gesund mit Knoblauch«, München 1987

Verzehrsstudie, »Die nationale«, Bonn 1992

Welsch, Alfred: »Krankenernährung«, Stuttgart 1975

Register

Herbig Gesundheitsratgeber

Katja Akerberg
Die Akerberg-Methode
in Medizin und Umwelt.
208 Seiten

Professor
Hademar Bankhofer
Bioselen
Natürlicher Schutz für
unser Abwehrsystem.
176 Seiten

Gesundheits-Tips
Die besten Ratschläge aus
seinen Fernsehsendungen.
192 Seiten

Hautnah schön
Der komplette Ratgeber für
die perfekte Pflege von Haut
und Haaren.
176 Seiten

Franz Beckenbauer/
Manfred Köhnlechner
Ich mach mit – ich werde fit
Das 14-Tage-Programm
128 Seiten mit separatem
Übungsheft m. 32 S. s/w-Abb.
zum Herausnehmen

Hauke Brost
Herztraining
So verhüten Sie den
Herzinfarkt.
160 Seiten

Jogging für den Kopf
192 Seiten mit zahlr. Übungen

Dr. med.
Bernd Dörflinger
Sorge vor – lebe länger!
Ihr ganz persönliches Pro-
gramm zum Gesundbleiben.
200 Seiten

Dr. med.
Hermann Geesing
Allergie-Stop
So findet Ihr Immun-System
die richtigen Antworten auf
die Umwelt.
Mit Allergie-Suchdiät.
200 Seiten

Die beste Waffe des Körpers:
Enzyme
Aktivieren Sie Ihre
Biokatalysatoren.
168 Seiten

Heilfasten
Der Weg zur neuen Jugend.
160 Seiten

Herz-fit
Wie Sie mit einem gesunden
Kreislauf ein Leben lang
jung bleiben. 184 Seiten

Immun-Training
So stärken Sie Ihre körpereigenen Abwehrkräfte.
224 Seiten

Die Immun-Trainings-Diät
So steigern Sie Ihre körpereigenen Abwehrkräfte.
Mit den bewährten Rezepten
aus dem Schwarzwald
Sanatorium Obertal.
192 Seiten

Herbig Gesundheitsratgeber